酵素でやせる

ローフードダイエット!

フード＆ボディ
デザイニスト
笹生暁美

はじめに

「やせたいなあ…」

女性で、いや男性でも、こう考えたことのない人は、今の世の中ほとんどいないといっても過言ではないんじゃないかと思います。

でも、やせるには、

「一定の運動を、毎日必ずしなくちゃいけないんでしょう?」（それが続かないんだよね）

「好きな食べ物も、がまんしなくちゃいけないんでしょう?」（それが耐えられないんだけど）

ということも、すっかり頭に染みついている。

「やせるためには、苦しい思いをしなければならないんだ！」と、すっかり思い込んでいる。

「食べたいものを食べる」のは、悪いことなんだ、みたいに思い込んでしまっている。

どうも、そういう傾向が、現代の人々にはある気がします。

でも、本当にそうなんでしょうか。

人間の体というのは、計り知れないほど精密にできています。

本人は自覚していなくても、体は「今必要としているもの」をサインとして送ります。疲れたときには「眠くなる」サインを送って眠らせ、水分が足りないときは「のどが渇いた」サインを送って水を飲ませ、心が痛いときには「悲しい」サインを送って涙を流させます。

体は常に自分の欲求にしたがってサインを送っているのです。

それに体は、本来「必要な分」しかサインを送らないもの。

しかし水一杯でいいのに、ビールをジョッキで何杯も飲んだり、少しお腹が減っただけなのに、ポテトチップス一袋を食べてしまったりするのは、なぜなのでしょう？

多くの場合、それは何らかのストレスのせいです。

ストレスはさまざまな形で人の体や心を蝕み、たとえば「体の求める以上の食欲」となって現れます。

そもそもストレス自体が「がまん」から生まれていることが多いのですから、ダイエットのためにさらに「がまん」しても、続けるのが難しいのはあたりまえです。

本当に体が望むものを食べ、「おいしい、満足！」と感じることで、ストレスは解消され、「体が望むサイン」にも、耳が傾けられるわけです。

「本当に食べたいものを、探して食べる」。お世話になっている体のために、自分のために、そのくらい熱意を持って食べることが、実は健康と美しさの一番のヒケツなんじゃないか。私はそう思っています。

そして、「ローフード」こそ、「すべての体が共通してほしがっている」食生活であると私は思っています。実際、みんな気持ちよくやせていきます。

体はいつも「その人の一番美しい状態」にいきたがっているもの。

その手助けをするのがローフードダイエットです。さあ一緒に始めましょう！

目次

この本の使い方

計量の単位は、1 カップ =200cc、大さじ 1=15cc、小さじ 1=5cc。いずれもすりきりです。

本書に登場するオリーブオイルは、いずれもエキストラバージンオイルです。

こしょうはすべて黒こしょうを使用しています。

だし汁はいずれも、水 500cc に対し、だし昆布 5 × 5cm を入れ、10 時間以上つけこんだものを使用しています。これは 2 日間、冷暗所で保存可能です。オーブンの温度や加熱時間は機種によっても異なりますので、加減を見て調節してください。

調味料はオーガニックのものを使用してください。

野菜はオーガニックが望ましいのですが、こだわりすぎず、できる範囲で取り入れてください。

ナッツを水に浸す理由は、酵素抑制因子を取り除き、消化を楽にするためです。ですがあまり神経質にならなくても大丈夫。

ナッツの乾燥には、ディハイドレーター、天日、発酵温度のオーブンを使います。

まずは「ローフード」について知ってほしい

ローフード
入門編
1

ローフード
入門編
1

ローフードって何ですか？どうして体にいいのですか？

「ローフード」という言葉をはじめて聞いたという方も多いはず。

ローフードとは、〝RAW FOOD〟つまり、食材を加熱せずに、生のまま食べる食事法のこと。

厳密にいえば、生と48℃以下で行う調理をした食事ということになります。

おそらく、「どうして生で食べたほうが体にいいのか？」「ローフードを食べているとやせるのはどうして？」と思われることでしょう。

それには、人間の体の「消化と排泄のしくみ」が大いに関係しています。

●あなたの食事、ちゃんとエネルギーになっていますか？

そもそも、日ごろ食べているパン、ごはん（炭水化物）、肉、魚（たんぱく質）、バター、油（脂肪）などがどうやって体の中でエネルギーに合成されていくか、知っていますか？

人がごはんを食べると、炭水化物はブドウ糖という物質に変えられ、徐々に消化されて最後は小腸から吸収されます。体中にある細胞は必要に応じて、このブドウ糖を取り込み自分たちの燃料としてエネルギーを作り出すのですが、このとき、ブドウ糖さえあれば自動的にエネルギーを作れるわけではありません。

たとえばブドウ糖を分解する消化の道筋をベルトコンベアーとすると、それを動かしてくれる働き手が別に必要になります。それが「酵素」です。

酵素にはたくさんの種類があり、それぞれ役割が細かく決まっていて、他の酵素の代わりはお互いにできません。なので、体内で起こるさまざまな化学反応の数だけ酵素は必要になります。とにかく、たくさん体内にはいてほしい存在です。

また、酵素はそれだけでは働くことができず、機能するためにはエネルギー合成に欠かせない「補酵素」が必要です。それがビタミンＢ群です。ビタミンＢ１、２、３…といった補酵素は、ここでいう、ベルトコンベアーの歯車の役割を果たしています。歯車がしっかり回ってこそ、消化は進みます。

さて、この「酵素」「補酵素」が体内で足りていないとどうなるでしょうか。

どんどん食事をして、ベルトコンベアーはずっしりと荷物を載せているのに、それを動かしてくれる働き手は少ないし、歯車はうまく回らないし…となると、ベルトコンベアーはストップしてしまいます。そして、上にのっているブドウ糖はエネルギーとして活躍しないまま、同じ場所にとどまるうちに、脂肪に変えられ、各細胞で体に蓄積されます。

そこでいくら「蓄積しなくてもいいのに！」と思っても、元来人間の体は飢えと闘うようにできています。長い歴史の中では、過食に悩むよりも飢えていた時間のほうがずっと長いので、常に「もう二度と食事は入ってこないかもしれない」という危機感を持って、消化に挑んでいるわけです。なので、スムーズに通過しないと、体は積極的に蓄えようとします。

そういうことが繰り返されると、脂肪細胞はどんどん大きくなってしまい、それ自体が肥満してしまいます。これがいわゆる「太る」ということです。

●どれだけ食べるかより、「何を食べるか」「何と組み合わせて食べるか」が重要

「太るほど栄養源を体に持っているんだから、いろいろ必要なものは足りているんじゃないの？」
そう思ってしまっていませんか？

でもそれは間違いで、実際は体内に必要なメンバーのうち、誰かが足りないので、健康のバランスは崩れているのです。バランスが崩れているからこそ、本来必要ない脂肪を蓄えてしまうわけですから。

逆に「酵素」「補酵素」が十分いれば、たくさんの食事が入ってきても、次々ベルトコンベアーで運ばれエネルギーに合成されるので、余分に太るということはないし、エネルギーもあるので、体は活動的になり、やる気が出てきます。

体は、「エネルギー」を求めているわけですが、食べれば食べるほど、そのままエネルギーを作ることができるわけではないのです。誤解しやすいところですが、「カロリー＝エネルギー」というわけではありません。体がきちんと吸収して、体の回復や活性化、日々の行動、運動への積極性など、自主的に活用できる形に変わったものがエネルギーです。

必要なエネルギーさえあれば、人間は活動的になり、面倒くさいと思うことも少なくなります。ちょっとしたけがや病気も早く回復し、見た目にもイキイキしてくるでしょう。もしあなたの食べている食事が、十分エネルギーに変わっているなら、あなたもそうであるはずです。

そうでない食事を多くとり続けていると、たくさんの脂肪は蓄えられますが、体のほしかったエ

ネルギーが供給されたわけではないので、各細胞は正常な働きができないままイライラし、疲れやすくもなります。

大事なのは単に食事の量を減らすことではなく、エネルギーに変えやすい食事をとることです。

●食べ物の「酵素」を生かした食事「ロー・リビングフード」

体の中で重要な役割を果たす「酵素」。食事の中で酵素をたくさんとるにはどうしたらいいのでしょうか。そのひとつの解決策が、「生で食べる」ことなのです。

酵素を生かしたまま体内に取り入れる特性から、「ロー・リビングフード」とも表現します。

もともと人間は、生まれたときから体内に酵素を持っています。が、その数には限りがあり、早く使い切ってしまうと命もそこまでになってしまうといわれています。そのため、健康で長く生きるためには「体に持っている酵素を無駄遣いせず、外からも酵素をうまく取り入れる」必要があるわけです。

多くの食材に酵素は含まれていますが、酵素は熱に弱く、通常の調理（煮る、炒める、揚げる）ではみな壊れてしまいます。では、どうしたらいいのでしょうか？

「毎回の食事の中に、生で、もしくはできる限り生に近い状態の食材を、定期的に取り入れるようにする」ことが大切なのです。

食品の中に酵素が残っている状態で食べると、自分自身の酵素で分解、合成を行ってくれるため、体の負担はとても少なくてすみます（食物酵素）。ちょうど、外からベルトコンベアーで作業してくれる補助作業員が来てくれたような状態です。人手があれば、たくさんの栄養素がのっていても、次々エネルギーに変えられます。

また、酵素には、消化以外にもいろいろな仕事があるので、そっちにも人員を回すことができ、体のメンテナンスも進むというわけです。

●酵素の種類とその仕事

消化酵素

酵素にとって、最優先事項は「消化」です。食べ物が入ってきたら、他に仕事があっても現場に急行するのが酵素なのです。そのぶん他の仕事は遅れてしまいます。

主な栄養素、炭水化物、たんぱく質、脂肪は細胞がさまざまな形につながっており、それを切り離して消化するのが消化酵素の仕事です。

食品は加工されている度合いが高ければ高いほど消化が難しく、仕事が増えてしまいます。

また消化酵素は、入ってきた食材の種類によって分けられ、違う酵素が分泌されて対応していますので、ひとつの酵素で消化できないものを一緒にしかも大量に食べてしまうと、消化も一段と大変になってしまいます。

代謝酵素

体全体の調整を日々続けているのが代謝酵素です。体内のほぼすべての役割に関係しています。例としては、

①体温を一定に保つ。②摂取した栄養で、新しい組織（骨、筋肉、肌、神経）を作る。

③ホルモンのバランスを整える。④体内に侵入した有害物質を解毒し、排出する。

といったことなどが挙げられます。

食物酵素

食物自体が含んでいる酵素です。体内にいる消化酵素をサポートし、事前消化を促します。世界各地の伝統的な食文化にはチーズ、漬物、納豆などといった発酵食品が目立ち、これらは多くの酵素を多く含んでいます。

消化酵素

アルコールの分解。でんぷん、たんぱく質、脂肪を分解する

代謝酵素

活性酸素を無害にする。けがを治す。細胞を新しくする。排毒する

食物酵素

野菜、果物に含まれている。食品を熟成させ、消化を助ける

ローフード
入門編
2

ローフードを食べていれば、本当にやせるんですか?

ローフードを取り入れていくと、体内の消化はスムーズになり、無駄な脂肪をためないままエネルギーに変えられる、という仕組みについてはおわかりいただいたと思います。

またこれ以外にも、ローフードは体を美しいバランス・その人の適正体重に近づける重要な働きを果たします。

ローフードを多く含んだ食事では、

「加熱したもの・加工したものばかりの食事より、ビタミン・ミネラルの損失が少なく、さまざまな栄養素が細胞に届きやすいので、体が一定の量で満足を得ることができる」

↓

「結果として、摂取したくなるカロリー量が減り、体重の減少にもつながる。必要な栄養素は届いているので、体にストレスを感じない」

「酵素が食品に多く含まれているので、消化にかかる負担も少なくなる。腸内環境もよくなり、全体的な健康のレベルが上がる」

という、正の連鎖が起こります。

「自分の中にある正しい食欲の量がわかりやすくなる」ことも、ローフードをとる利点のひとつです。

「食べたのに、必要なものが足りていない！」体がストレスを感じると、人は過食する

そもそも、「もっと食べたい」「もう満腹」などの、食欲の信号と内分泌腺は大きな関わりがあります。内分泌腺と、自律神経系の働きとで、本来バランスが保たれているはずのものです。

内分泌腺は体全体のホルモンと関わりがあり、各所に指令を出す役割を担っていますが、大変デリケートな部位で、何らかの事情でストレスがかかると出す信号が狂ったり、調整機能がうまく働かなくなったりしてしまいます。

特に、白砂糖、アルコール、脂肪といった、カロリーはあるがその中に栄養がまったく含まれていない食品（＝「空のカロリー」と呼ばれています）ばかりの食事を続けていると、内分泌腺はバランスを崩してしまうのです。

内分泌腺は長年の経験で、「カロリーが入ってきたら、栄養も得られる！」と期待します。でも実際に入ってくるのは「空のカロリー」なので、期待を裏切られた内分泌腺は「もっと食べろ！」という信号を出し続けてしまうのです。

体が満足していれば、人は「必要なだけの食事で十分」と感じるはずです。ある程度食べているのに、でも「もっと食べたい」と感じるのは、逆にいえば

「あなたの体の中で、何か必要な栄養素が足りない！という信号が出ている」

のです。お腹はいっぱいでも、必要なメンバーが足りていないからこそ、「もっと食べろ！」といってきているわけです。

本来なら、次の食事でその栄養素が入ってくることを体は期待しているわけですが、先に挙げた

「空のカロリー」を中心とした食事では、それは得られません。なので、バランスは崩れたままでいてしまいます。

また、「空のカロリー」とはいえ、消化には酵素が必要なので、必死で対応してしまい、もちろん食べたものの中には食物酵素なんてないのでまったく人員は足りず、もちろん体のメンテナンスはできないまま、クタクタ。しかも、「必要なものが来ていないまま」なので、また不必要な食欲の信号が出てしまいます。

この悪循環を、元の正しい状態に戻すには、まず、

「体が本当にほしがっているものを食べる」

こと。体の各部位がほしがっている、さまざまな種類の栄養素をできるだけ壊さず、かつ、まんべんなくとる食事が必要です。

これに一番近いのは、「ローフード」を多く含む食事であると私は考えます。

ローフード
入門編
3

「ローフードダイエット」では、どんなものを食べるのですか？

そもそも、「誰にとっても完璧な食事」というものはあるのでしょうか。

私はないと思っています。体はそれぞれに違うし、別の環境で生きています。そのときどきで必要とするものも、違ってくるのが当たり前ではないでしょうか。

「これを守っていれば大丈夫」という考え方は楽ですが、それぞれの人が、自分の体と心と相談するという智恵を奪ってしまうものに思えてなりません。

とはいえ、人に共通していえる、「人の体がよい状態に近づいていくための食事」というガイドラインはあるとも思います。それをここではご紹介しましょう。

●本当に体によい食事【基本原則】

①加工食品を避け、自然の食べ物を調理する

食べ物は、地球にあるそのままに近い姿の状態ほど、私たちの食品としてすぐれた力を持っています。加工すればするほど、その力は失われます。そして体が消化するにも、多くの労力を必要とするのです。

②旬のものを食べる（地産地消）

その土地で採れたものは、その土地で暮らす人たちに必要な栄養素を備えています。そしてその

季節に採れたものは、その季節を生きるのに人々が必要とする働きを持っています。夏の暑い時期には、体を上手に冷やしてくれる水分の多い果物がたくさん穫れますし、冬場には、体を温めるエネルギーを多く持った根菜類が収穫されます。地球のサイクルに従った生活をすることは、人間の体の理にもかない、経済的でもあります。

【季節のエネルギーと食事の関わり】

春…冬から春への生まれ変わりの季節。洗浄や断食に向く

新芽の季節に登場する、葉緑素が豊富な青々しい食べ物は、体の洗浄に適しています。

またこの季節特有の「ちょっとえぐみ、苦みのある植物」（ふきのとう、たらの芽、ふき、菜の花など）は、冬眠してきた体を春の活動に向けて目覚めさせるエネルギーを多く含んでいるので、ぜひこの時期に食べたほうがいいものです。

新しい命が活動を始める春は、一年で一番創造的な時期です。体だけでなく、精神面でも、古くてもう役に立たなくなった過去の不要物を一掃したい時期でもあります。

夏…物事が発展的になる時期。エネルギー効率のいいものを水分と一緒に

春にまいた種が成長し、活動が活発になる時期です。気温も湿気も上がる夏に収穫される野菜、果物は、暑さから体を守れるよう水分が多く体を冷やす働きがあります。生のものを多くとりたくなる時期でもあります。夏は体内も活性化されるため、もともと体重が減りやすいのですが、実際の活動も盛んになりやすいので、こってりとした肉など

消化に時間のかかる食品よりも、穀物を中心とした、消化がよくエネルギーになりやすい食事を心がけたほうが、体のためにはいいでしょう。また、夏場はいつにもまして、水、果物や野菜のジュース、ハーブティなどを多くとる必要があります。

秋…エネルギーを多く含む食材がそろう収穫期。食生活の移行も大事

夏の太陽を受けたエネルギーレベルの高い食品がたくさん手に入る時期です。初秋はまだ夏の名残で水分の多い野菜、季節が進むにつれて根菜類に変わっていきます。秋以降に収穫されるものには、調理に熱が必要になり、温かいものを食べる機会も増えていきます。これは寒くなり体が温めることを必要とするからとも言えるでしょう。

この季節に収穫される全粒穀物（小麦、玄米）、豆類、ナッツなども積極的に摂取したい栄養価の高い食品です。かぼちゃ、じゃがいも、さつまいもなどの複合炭水化物が食事の中心になり、たんぱく質や脂肪の比重も上がってきます。

冬…休息と充電の季節。体は寒さに備えるべく温かい食事をほしがり、脂肪を蓄える

動物が冬眠するこの時期は、人間にとってもペースダウンの季節です。食事でも温かくコクのあるものが食べたくなります。活動量も減るこの時期は太りやすくなるものです。秋と同様、根菜類など複合炭水化物をメインにした組み合わせがよいでしょう。普段は多く食べない人も、冬場は特に乳製品や肉類を食べたくなりますが、メインとしてではなく野菜と一緒に組み合わせる食べ方をおすすめします。

③おいしいと感じるものを食べる

食事は、単に体に必要な栄養をとるためだけのものではありません。舌で感じるおいしさをしっかり受け取り、また「楽しい時間」としての食事を享受することも、とても大事です。また、私たちが「おいしいと感じるもの」は二種類、「受け継がれたおいしさ」と、「条件付けられたもの」に分けることができます。たとえば、新鮮な野菜や果物をおいしいと感じるのは、生まれつき受け継いだ味覚ですが、ジャンクフードをおいしいと感じるのは、さまざまな生活習慣の中で、くせとして身についてしまった味覚です。科学的な味付けに慣れていると、最初自然のものは淡白すぎるように思えるかもしれません。ですが少しずつでも取り入れていくと体や味覚が変化していくのが感じられるでしょう。

④食べ合わせを考えて、食べる

消化は私たちが思っている以上にエネルギーを必要とする作業です。

「消化の大変なものを食べると、そこで必要なエネルギーが多く使われてしまい、他のことがほとんどできなくなる」

くらいです。大量の食事を一気にとったあと、「お腹いっぱいで眠い…」という経験はありませんか？ あれは、消化の作業にエネルギーのほとんどが使われてしまっているため、体がエネルギー不足を起こしており、休憩を求めている状態なのです。

消化は「一緒に食べるものの組み合わせ」によって、だいぶ使うエネルギーの量が違うことがわかっています。消化がスムーズに進む食べ方のほうが、体に負担も少なく、もちろんエネルギーに変わりやすいので太りません。「何を食べるか」も大切ですが、「何と一緒に食べるか」も、少し念頭においてみてください。

＊食べ合わせのルール

（1）果物は空腹時に、単独で食べるとよい。

果物は、体内に入ったときすでにブドウ糖に分解されている、非常に消化のいい食べ物です。そのため30分ほどで胃を通過し、腸から吸収されますが、他の食べ物と一緒に食べてしまうとスムーズに消化できず胃に残り、胃酸によって発酵してしまいます。

（2）たんぱく質（肉、魚、乳製品、卵）とでんぷん（ごはん、パン、いもなど）は一緒に食べない。

たんぱく質には大量の脂肪が含まれているため、胃酸が多量に使われます。つまり胃は「酸性」の状態になりますが、かたやでんぷんの消化には「アルカリ性」の消化液が必要です。違った性質の消化液が同時に出ると互いの活動を邪魔してしまい、消化がスムーズに進まなくなるのです。

（3）たんぱく質と野菜、またはでんぷんと野菜を一緒に食べる。

野菜は、酸性、中性、アルカリ性どの消化液でも消化が可能です。この組み合わせでは消化に余分なエネルギーを使わずにすみ、食物は効率よく腸を通過します。体内に残らないため、腐敗や発酵が起きません。

（4）一度の食事で複数のたんぱく質を食べない。

一度にたくさんのたんぱく質が入ってくることは特に体にとって負担ですが、さらに

「種類も違うと、消化の方法も異なる」ため、さらに負担が増してしまいます。ハムエッグや、チーズのせハンバーグのようなメニューがこれにあたります。食べるにしても、間をあけてそれぞれ食べたほうが、負担はずっと少なくなりますし、実際食べすぎる確率がだいぶ少なくなるでしょう。食べる量とあわせて、消化器官の敏感な人には特に大切なことです。消化されずに体内に残った食物は残留物となり、体に害を与えます。これが増えることで体重はもちろん増え、体は酸性に傾きます。体が酸化してくると、中和してバランスをとろうとする結果、水分を多く求めるので、また体重は増加してしまいます。

(5) 食べすぎない。

ごく当たり前のことですが、食後は多くの血液が消化器官に送られるため、消化が終わるまで、体はだるく動きたくなくなってしまいます。結局、消化に長い時間がかかる生活が続くと、体は運動不足になり、肥満に向います。また、先にも説明したように、「体が必要とする栄養素を十分にとれていないため、もっとほしいと体が訴えて、結果食べすぎている」可能性があるため、つい食べすぎてしまうという人は「自分に足りない栄養素」についても少し注目してみてください。加工食品や砂糖、脂肪を多くとりすぎている場合に、食べすぎは起こりがちです。また過食の原因には心的ストレスも多く関係します。

(6) 体のサイクルにしたがって食べる。

これについては、また後に詳しく紹介しますが、一日の中で体には以下のようなサイクルがあります。食べたものを吸収し、取り入れ、不要になったものを排出するというサイクルです。それぞれの作業は、特定の時間に活発になることがわかっているので、それに合わせることが効率的でもあるようです。

◎午前4時〜正午……排泄の時間（不要物を出すための時間）

◎正午〜午後8時……消化と吸収の時間（栄養を摂取し、消化するための時間）

◎午後8時〜午前4時……メンテナンスと代謝の時間（摂取した栄養を取り込み、利用する時間）

◎朝食は軽く、夕食は午後8時までに済ませるのが理想的です。

（7）栄養価の高いもの（N／Cレートの高いもの）を食べる。

N／Cレートとは、N（栄養価：Nutrient Value）／C（カロリー：Calorie）。「食品のカロリー内にある栄養価の高さ」を指す単位です。これまでにも登場したように、「カロリー＝実際に使えるエネルギー」ではありません。カロリーが高くて、体にとって有効な要素が何もない食品も実はたくさんあります。そんなものばかり食べていたのでは、不調、それに伴う肥満も仕方ない…かもしれません。まずは体にもっと「いいもの」を食べさせてあげてください。一般に、加工度の低い食品、豆や玄米、野菜、果物はN／Cが高いといっていいでしょう。

代表的な食品は以下のとおりです。食事の中に意識的に取り入れていくことで、体は確実に変わります！　頭文字を使って「まごはやさしい」と覚えてください。

「ま」豆類　良質なたんぱく質、カルシウム、マグネシウム、ビタミンＢ群が豊富です

「ご」種《たね》類　ごま、フラックスシード、ひまわり・かぼちゃの種　ビタミンＥ、マグネシウム、亜鉛がとれます

「は（わ）」わかめ（海藻類）　カルシウム、マグネシウム、ヨウ素などが含まれます

「や」野菜　全般にカリウム、ビタミンをはじめカロリーが低く、栄養価は高いです

「さ」魚　セレン、亜鉛やＥＰＡ、ＤＨＡといった不飽和脂肪酸を含み、血液の粘度を下げます

「し」しいたけ（きのこ類）　食物繊維が豊富で低カロリー。ビタミンＢ群、Ｄも豊富です

「い」いも類　カリウムやビタミンＣ、カロリー源でもあるでんぷんも摂取できます

（8）水を十分に摂る。

必要な栄養素を細胞に運び、不要な毒素を排出するためにも、水は必要です。また、酵素がパワーを発揮するためにも、水は必要不可欠です。

それ以外にも、体の各器官が、水を必要としています。

水が十分にないと、体は優先順位の高い器官（脳や肺など、生命の維持に重要な器官）に水分を供給するため、肌などの部位は後回しになります。

ですから肌のためにも、水を一日１リットル～１・５リットルは飲みましょう。

体に負担をかけないように、なるべく常温以上の温度で、朝の起床後や食事の前後一時間以上あけたタイミングなど、消化の負担にならない時間帯に飲むことも大切です。

ローフード、どう食べたらやせるの？

ローフード
ダイエット
実践編
2

始める前に…
ローフードダイエットを始めてみたい！ そう思ったあなたにまずお伝えしたいこと

食事と体のしくみ、そしてローフードがどんなものか、イメージは大体おわかりいただいたと思います。では早速、「ローフードダイエット」を始めてみましょう。

「ローフードダイエット」は、毎日の食事の中に適度なローフードを加えていくことで、体の中の酵素を徐々に増やし、代謝を上げ、徐々に太りにくい体に変えていくものです。

この本では三週間のタームの中で、「自分の体が変わってきた！」と感じてもらえるような分量とペースで考えられています。コンスタントに続けてもらえればその効果を実感できるでしょう。

もちろんもともと持った体が違う分、結果には個人差もありますし、また「すごくきっちり食べられた」という人も「なかなか食べることができなかった…」という人も出てくると思います。が、それでも大丈夫。

この本で紹介している内容は、あくまで「三週間で効果を感じられる」ペースなので、もしうっかりすることが多くて、なかなかうまくいかなくても、しばらく続けてみてください。一日に食べるはずのローフードの量に届いていなかったとしても、まったく食べないよりはちょっとでもローフードをとってくれたほうが、体はうれしいのです。

「そもそも、どういうものを食べると体の調子がいいのかな？」と、自分で自分の体の声を聞けるようになることが、何よりも大事なのですから。

また、これから登場しますが、「ローフードダイエット」中には、肉や魚、油ものや白砂糖を使った甘いものは控えることになります。

それが何よりつらいということもあるでしょう。どうしても食べたいのにがまんする、というのはストレスにもなりますし、そういうときは食べちゃっていいと私は思っています。でも、今後思い出してほしいのは、

「こんなに肉が（お菓子が）食べたくてしょうがないのは、何か体に足りない栄養があるからなのかも」ということです。だから狂った信号が送られているのかも、と。肉を食べるついでに、野菜も食べてみてください。ナッツや海藻も食べてみてください。肉が食べたくてしょうがないと思ったのに、ナッツを食べたときのほうが満足感があった…。そんな不思議な体験をするかもしれないですよ。

そんなときが、あなたと体の対話の第一歩です。

ローフード
ダイエット
第一週目
1st week

テーマ ローフードに体を慣らす。「体と対話する意識を持つ」

一日の目標ローフード率 30%

◎ 朝ごはんにローフードを取り入れる、増やす。

洋食の朝ごはんなら自分で作ったフレッシュなジュースや、季節のフルーツを一品とりましょう。和食なら納豆、漬物などをプラス。味噌汁も、味噌を入れた後すぐに火を消して、味噌の中の酵素をしっかり取り入れます。

◎ 朝ごはんの中の動物性たんぱく質をやめる（卵、ベーコン、牛乳など）。

いつも必ず動物性のものをとっていた人はまず朝からやめましょう。朝しっかり食べたほうがいい、というのは迷信です。それ以外の食品のエネルギーでもお昼まで十分もちますよ！ 牛乳も体に負担の大きい食品です。どうしても飲みたい場合は豆乳なら OK。

◎ 昼と夜に、何か一品ローフードのメニューを入れる。

普段の定食や定番メニューに何か一品、ローフードを加えてください。サラダが一番手軽ですが、一週間同じだと飽きてしまうので、たまにはお弁当を作ったりするのも手。サラダだけ手作りして持っていってもいいでしょう。お蕎麦屋さんなら、「とろろそば」「おろしそば」「納豆そば」などにすると、ローフード度アップ！ 昼にとれなかったら、その分夜で調整するというのもいいですね。

◎肉食、動物性たんぱく質を少なくする。

肉食は一日一回に。量の制限は特にしない。肉を食べている、と体に意識させることが目的です。牛乳、卵、チーズもとる量を少なくします（肉以外も意識させる。肉以外の食品も一日一回）。昼か夜に、一回だけにしてみましょう。内容は特にこだわりません。でも肉を食べすぎちゃった、というときはちゃんと野菜も食べてくださいね。

◎コーヒー、紅茶、緑茶などのカフェイン飲料は一日一回まで。

ハーブティは何回でも OK です。とる場合はなるべく日中にしましょう。

今週に感じられる効果

- ★ 体が軽く感じられる（代謝が変わってきている証拠です）
- ★ 目覚めがよくなる
- ★ 肌がしっとりして感じられる
- ★ 排便、尿の量が増えてくる

「今自分はどういうものが食べたいか」「どのくらい食べたいか」がだんだんわかってきます。「ブロッコリーが食べたい！」「歯ごたえのあるナッツが食べたい」など、具体的な食べ物をピンポイントで食べたく感じられるかも。そういうときはぜひ食べましょう。

今週のベーシック食事プラン　＊1週目＊

1st week

朝　ローフード率：30%

◎動物性食品はとらないこと
◎牛乳はやめて、豆乳にする

【おすすめ朝ごはんプラン】

① フルーツとパン、ハーブティ。フルーツは複数種類、食べたいだけ食べて OK

② ごはん、納豆（梅干、漬物、大根おろしなどに変更可）、味噌汁

昼　ローフード率：20%

◎ 1 品ローフードをとり入れる
◎夜に外食の予定があれば、昼ごはんで調整し動物性食品をなくす、もしくは極力減らす

【おすすめ昼ごはんプラン】

① 外食の場合
おろしそばや、ペペロンチーノ等 のシンプルな麺類＋サラダ、和風の定食

② 家でのごはんの場合
おにぎり（白米でも可）、サンドイッチなど、一般的なものにサラダ、お漬物を 1 品プラス（菓子パンは避ける）

③ お弁当の場合
内容は何でもよい。サラダをプラスする。

ワイルドライスサラダ、グリーンサラダ（野菜を切っただけ）など。シンプルなものなら買ってもいい

夜　ローフード率：20%

◎ 1 品ローフードを取り入れる
◎昼に動物性食品を食べたら、なくすか極力減らす

【おすすめ夜ごはんプラン】

① 家でのごはんの場合
加熱食とローフードを合わせて
例）
豆腐ステーキ＋キャベツの千切り、和惣菜（ひじき、野菜の煮物）などとごはん、お味噌汁、スープ
サラダなど、野菜のメニューは多めに

② 外食の場合
肉料理より魚料理を選択する
野菜は必ず食べること
揚げ物、フライ以外の調理法を選ぶ。
ワイルドライスサラダ、グリーンサラダ（野菜を切っただけ）など。シンプルなものなら食べてもよい

ローフード
ダイエット
第二週目
2nd week

テーマ 自分の中の「食事に関する習慣、ルール」が変わる
食の見直しが進む

一日の目標ローフード率 30 ～ 40%

◎ 基本は一週目と同じ。

◎ 動物性たんぱく質をさらに「週に二～三回」にまで減らす。

逆をいえば、まったく肉、魚、卵などをとらない日が週の半分以上になるということです。それ以外の栄養はしっかりとれるので、体的には問題がありません。

「そんなに少ないの！？」とショックを受けてしまうようなら、一回にとる動物性食品の量を少なめにして、もう一回食べる回数を増やす、と工夫するのもいいでしょう。

◎ 精製された穀物を、精製度の低い食事に変える。

白米を胚芽米に、パンを全粒粉を使ったものなどに。たんぱく質、ミネラル、食物繊維が多く含まれていて、ローフードダイエットの効果をいっそう上げてくれます。

◎ コーヒー、紅茶といったカフェインは「週に二～三回」までにする。

今週に感じられる効果

★ 個人差はあるが、体重に変化が見られる
★ 好転反応（ヒーリングクライシス）が起こりやすくなる

体のために食生活を変え始めて少し経つと、これまでの食生活との落差で、イライラして極端に甘いものや油ものを食べたくなったり、体の中の毒素が排出され始めて肌が荒れたり、お腹にガスがたまっている感じがしたりすることがあります。

変化が体にとって急であればあるほど、大きな反動があるので、あんまり自分に厳しくなりすぎず、そういうときはお菓子を少し食べたりして、気持ちを落ち着けましょう。「体が変わり始めている」証拠なので心配ありません。

体が冷えたような感じがする場合があります。体質が変わりつつある証拠なので心配しなくて大丈夫ですが、飲み物は温かいものにするなど、冷えを促進させないような気遣いは必要です。のどが渇いたらハーブティをとる習慣を。体質がすっかり変わると、体がぽかぽかして感じられるようになります。

今週のベーシック食事プラン ＊2 週目＊ 2nd week

朝 ローフード率：50%

◎全体のうち、フルーツ、ジュースの量とパンの分量が半々ぐらいになるように
◎ごはんは分つき米等にする

【おすすめ朝ごはんプラン】

① フルーツとパン、ハーブティ。フルーツは複数種類、食べたいだけ食べて OK

② ごはん、納豆（梅干、漬物、大根おろしなどに変更可）、味噌汁

昼 ローフード率：30%

◎全体に占めるサラダの量を多くする
◎週に 2 回程度は、ランチを持参する
◎おにぎりを購入する際は白米のみ以外のものにする（分つき米、雑穀入り、玄米）
◎パンは全粒粉や胚芽、ライ麦等、精製小麦以下のものを

【おすすめ昼ごはんプラン】

① 外食の場合
② 家でのごはんの場合
は、１週目と同じ

③ お弁当の場合
ローフードを多めにする。

例）玄米か雑穀米のおにぎりにおひたし、豆腐などのおかず。お漬物など。もしくは全粒粉のパンにアボカド、きゅうり、トマト、ナッツなどをメインにしたサンドイッチにサラダ、スープ。

夜 ローフード率：30%

◎１品大きなメニューでローフードを取り入れる
◎昼に動物性食品を食べたら、なくすか極力減らす

【おすすめ夜ごはんプラン】

① 家でのごはんの場合
加熱食とローフードを合わせて（基本は１週目と同じ）
例）じゃじゃ麺風サラダ、切干大根と海藻のサラダ。

② 外食の場合
肉料理より魚料理を選択する
野菜は必ず食べること
揚げ物、フライ以外の調理法を選ぶ

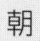

ローフード
ダイエット
第三週目
3rd week

（テーマ） 仕上げの週「新しい自分へのスタートライン」
お腹がすいた状態に体が慣れる

一日の目標ローフード率 60%

◎ 基本は二週目と同じ。

「一回の食事を軽めにして、間で細かくおやつをとるほうがいいみたい」「昼ごはんを充実させると、夜が軽くても満足できて、肌の調子もいい」といった、自分なりのペースやり方を探ってみてください。それが見えてくると、続けていきやすいでしょう。

◎ 動物性たんぱく質をさらに「週に一回」に減らす

◎ たんぱく質は「植物性」のものでとる。

「動物性」を控えるぶん、しっかり植物性たんぱく質を取り入れましょう。特に豆類は体によく、栄養価も高い優秀な食品です。ヒヨコマメ（ガルバンゾー）、レンティル（レンズ豆）、ギドニービーンズ、スプリットピーなどは、ちょっとサラダに入れたりするだけでおいしく食べられるのでおすすめです。また、豆腐はローフードのカテゴリーには入りませんが、大豆たんぱくの主要な食べ物。応用範囲も広いので、積極的に取り入れたい食品です。

【その他のたんぱく質の多い食材】
ナッツ類（ひまわりの種、ごま、くるみ、ピーカンナッツ）、菜の花、ブロッコリー、キャベツ、カリフラワー、ソラマメ、えんどう、インゲン豆、玄米、そば粉、雑穀、海藻（わかめ、ひじき、ふのり）、大豆製品（凍り豆腐、油揚げ、がんもどき、納豆）。

◎「N／C レート」の高い食品を積極的に食べる（「まごはやさしい」食品）。

食事をとった上で健康的に体を絞っていくことが大切。食事量はしっかり保ってください。

◎必ずしも三週間でやりきらなくても大丈夫。

今回は三週間ですが、必ずしもこのペースでなければ効果が出ないということではありません。一週目ぐらいのペースで二～三週間続けてもいいし、朝ごはんだけ、取り入れていってもいいのです。ゆるゆるしたペースでも、続けることが大事。

今週に感じられる効果

★ 空腹時の気持ちよさが理解できる

体の中にある食べ物がきちんとエネルギーに変わると、空腹感を気持ちよく感じることができます。これは「次の食べ物も、余すところなくエネルギーに変えるスタンバイができている」という体からの合図です。これを聞いて、次の食事をするくせがつくと、暴飲暴食の必要がなくなります。

★ 体重が落ちる

ローフードだけで落ちる体重の目安は、大体一ヶ月に 1.5kg～2kg ぐらいです。もちろん個人差がありますが、それ以上急激に落ちるようでは、食事量を減らしすぎている可能性も。あくまで食べたい量をしっかり食べること。

今週のベーシック食事プラン　＊3 週目＊　3rd week

朝　**ローフード率：80%**

◎フルーツ、ジュースがメイン足りないと感じたらパンを食べる程度にする

【おすすめ朝ごはんプラン】

① フルーツ（複数種類を、体がほしいだけ食べる）、ジュース（足りないときは、パン）

昼　**ローフード率：40%**

◎全体に占めるサラダの量をさらに多くする
◎週に 3 回はランチを持参する
◎サラダの量を多くする
◎おにぎりを購入する際は白米のみ以外のものにする（分つき米、雑穀入り、玄米）
◎パンは全粒粉や胚芽、ライ麦等、精製小麦以外のものを

【おすすめ昼ごはんプラン】

① 外食の場合
② 家でのごはんの場合
は、１週目と同じ

③ お弁当の場合
サラダをメインにしたメニューに
例）ガスパチョ＋野菜、フルーツ、ナッツなどをメインにしたベジサンドイッチ＋グリーンサラダ。

夜　**ローフード率：40%**

◎サラダがメインになる食卓を考える
◎昼に動物性食品を食べたら、なくすか極力減らす

【おすすめ夜ごはんプラン】

① 家でのごはんの場合
加熱食とローフードを合わせて
食事のメインをサラダものにする
例）※タコライス、パン。タコライスのソースをごはんにかけてどんぶり風にもできる

② 外食の場合
週に一回までにする
肉料理より魚料理を選択する
野菜は必ず食べること
揚げ物、フライ以外の調理法を選ぶ

＊メニュー作りのコツ＊　積極的に食べてほしいもの

「酵素を生きた状態で体内に取り入れる」ことが、ロー・リビングフードのルールです。

そのため、食材を加熱しません。

「じゃあ、サラダみたいなものしか食べられないの？」という質問をよく受けますが、実際は各国の料理にもさまざまなローフードがありますし、中にはスイーツなどもあってバラエティに富んでいます。

また、ローフードは「消化の際に体に負担をかけない、エネルギーに変えやすい食材」を多く取り入れることを心がけるものでもあるため、以下のようなものを積極的に食べます。

逆の理由で、食べることをなるべく控える食材もあります。

●ローフードで積極的に食べる食材●

野菜類、果物類、スプラウト（植物の新芽のこと。かいわれ大根、アルファルファ、豆苗などのほかにも、ブロッコリー、レッドキャベツ、マスタードなどのスプラウトもよく見かけます。ビタミンが豊富）、海藻類、ナッツ類、ドライフルーツ、スパイス、ハーブ、味噌、しょうゆ、わさび、アガベ、メイプルシロップ、オリーブオイル、ココナッツオイル

メニューを作るときは、色のバランスを見ると簡単です。
「赤、青（緑）、黄」のものを一緒に取り入れるように工夫しましょう。

代表的な
「赤・青（緑）・黄」の
食材

赤

いちご、クランベリー、ラズベリー、りんご、さくらんぼ、小豆、金時豆、ラディッシュ、トマト、さつまいも、赤ピーマン、唐辛子、カイエンペッパー（肉、レバー、かに、ロブスター）

＊赤は血の色。体内の血液循環をよくします。生きるための原動力となる色です。

（緑）青

アボカド、キウィ、オレガノ、バジル、グリーンアスパラガス、ピーマン、大葉、オクラ、サラダ菜、グリーンピース、レタス、ソラマメ、オリーブオイル

＊青い食材はビタミンが豊富。体内のバランスをとる役目。精神的に落ち着きをもたらす。利尿作用もあります。

黄

バナナ、レモン、グレープフルーツ、パイナップル、洋ナシ、じゃがいも、とうもろこし、米、小麦、ひよこ豆、大豆

＊黄色の食材は脳や神経にエネルギーを与え、機能を刺激します。胃腸の状態をよくします。

ローフードダイエット＊ルール②

＊食べる時間帯のコツ＊　食べるのに適した時間がある

前にも少しご紹介しましたが、体のサイクルには決まりがあり、ある時間帯には「特定の仕事に集中する」というルールに基づいて活動しています。

また、体は「消化」を何よりも優先する仕事と考えているので、食べ物が入ってきてしまうと、本来メンテナンスや排泄に使うべき労力も、消化に向けてしまうため、体の不調はそのままになってしまうし、老廃物も体内に残されたままになってしまうのです。

体に効率的な仕事をしてもらうには、「食事のタイミング、そして量」を上手にコントロールすることが効果的です。

何度もお伝えしていますが、「食べる量を減らさなきゃ！」よりは、「何時に食べるか考えなきゃ！」のほうが体はうれしいのです。どうしても食べたいものがあるときは、一番上手に消化、吸収してくれる時間帯に食べればいいのです。

また、

食事の量は、朝：昼：夜で2：4：4

毎回の食事のバランスは、これぐらいを目安にしましょう。朝、多く食べすぎると排出が阻害されますし、夜の比重が多すぎると、体のメンテナンスがおろそかになり、代謝の低下、体調不良の原因につながってしまいます。昼にしっかり食事をとって、一日のエネルギーをそこで蓄えるイメージでいると、ちょうどいいです。

一日の流れと体のしくみ

朝4時〜 昼12時までは…

「排泄」の時間帯

前日までの老廃物を体外に出すための時間帯です。ここで重たい朝ごはんをとると、排泄がストップしてしまいます。できれば朝10時までは何も食べず、その後、フルーツや手作りの野菜ジュースなど、ローフードを中心とした軽食をとるのがベストです。

昼12時〜 夜8時までは…

「消化と吸収」の時間帯

一日の主な食事を食べ、エネルギー合成をする時間帯です。消化が優先のため、排泄は後回しになります。栄養価の高いものはこの時間帯にとると効果的。体によく吸収されます。どうしても食べたい高カロリー食も、この時間帯なら消化されやすいでしょう。でもほどほどに。

夜8時〜 朝4時までは…

「メンテナンスと代謝」の時間帯

昼間に合成したエネルギーや吸収した栄養を元に、体のメンテナンスを行う時間帯です。不調な部分は主にこの時間帯に改善されます。夜遅く食事をしてしまうと、そのぶんエネルギーがとられ、回復が遅れてしまいます。

ローフードダイエット＊ルール③

＊臨機応変に食べる＊　ローフードにこだわりすぎない

確かに一定以上の量をとり続けることで、体は変わっていき、効果は出やすくなりますが、いきなり「食事を100％ローフードにしたら、いいんでしょう?」とは考えないでください。体にとっても、いきなりの変化はショックが大きいですし、そこまでローフードを目指すのは専門家であっても難しいものです。

それに、加熱した食事を極端に減らしても、体にストレスがあっては意味がありません。まずは量を少し減らす工夫をし、その分好みのローフードでしっかり栄養を摂るようにしてください。加熱した食事でも、食材を変えればだいぶ体は変わります。肉ばっかりだった人は少し魚の比重を多くする、肉を食べたいときにはそのぶん野菜も食べるようにするなどでも、体には違ってきます。「つらいな」と感じるところまでがんばりすぎないのが、成功のポイントです。その分ゆっくり続けていきましょう。

まずは、「毎食少しずつでもローフードをどこかに取り入れる」を最初の目標に。
理想の状態でも、それぞれの食事の中に取り入れてほしいローフードは
朝食のローフード率80％、昼食で60％、夕食で30％
ぐらいです。

たとえば、朝食は軽く、複数の果物や、野菜で作ったジュース、スープなどをとります。

昼食はお弁当なら野菜やナッツなどを多く使った全粒粉のサンドイッチ、おにぎりなどにサラダかお漬物などを添えて。加熱したスープなどを加えても大丈夫です。

途中お腹がすいたら、果物やドライフルーツ、自分で作ったおやつならＯＫ。がまんしないで食べましょう。

夜はメインディッシュのほかにおかずになるサラダ、もしくは野菜やナッツを合わせたスープを添えてもいいでしょう。

もし理想的な数字を考えて食事しても、だいたい、このぐらいのメニューは食べられます。

また「明日はみんなで焼肉だ！」とか、「今日はどうしてもポテトチップスが食べたい」など、そうシチュエーションや感覚を持ったときは食べましょう。一食一食ですべてをやろうとすると難しくなります。が、先に肉をたくさん食べるとわかっていれば、その前は野菜をしっかり食べて調整しておいたり、翌日はそのぶん食事を軽くして、体を助ければいいのです。二〜三日単位、もしくは一週間の単位で自分の食生活を調整していくのはそんなに難しくありません。

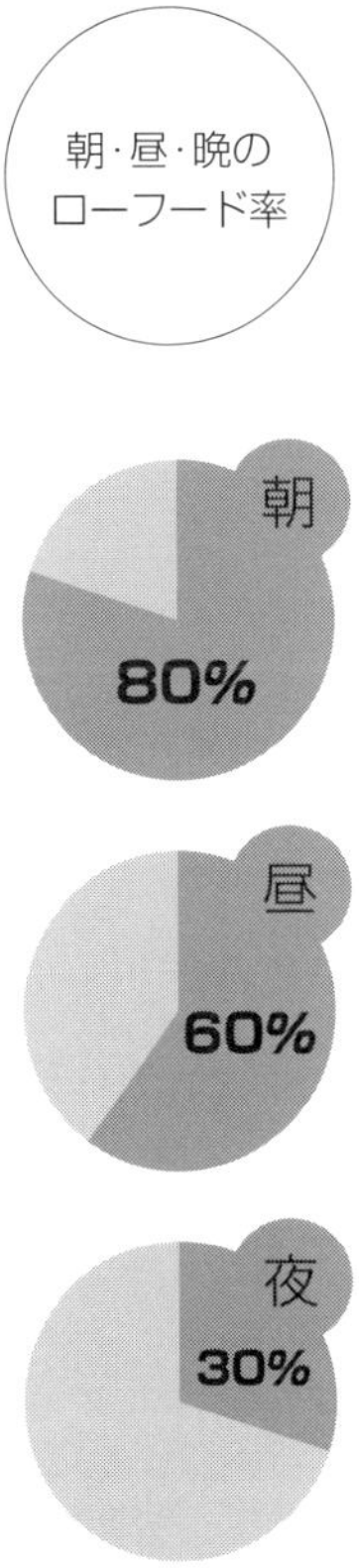

＊そのほかのコツ＊ ダイエット効果を上げる、ちょっとしたこと

これ以外にも、「ローフードダイエット」成功には何気ないことが影響してきます。どれも簡単なことですが、ここでまとめてご紹介しましょう。

よく噛んで食べる。腹八分目を心がける。

生のまま食べ物が体に入るぶん、ローフードは、加熱食よりしっかり噛む必要があります。もちろん、加熱食でもよく噛んで食べることはとても大切です。できれば一度口に入れたら20回、できれば30回噛むように習慣づけましょう。スープ、ジュースのような液体状のものも、噛んで味わうようにして飲むといいでしょう。消化の助けにもなりますし、量が少なくても満足を味わえるようになります。

食事の量を腹八分目程度にすることも、やはり大事です。消化がスムーズにできるぐらいの量を、細かく回数を分けてとる食事が理想です。

＊コーヒー、紅茶はなるべくひかえめにする

カフェインは中枢神経～すい臓を不必要に刺激し、血糖値を下げる物質・インシュリンを分泌させる働きがあります。とりすぎると体は「血糖値が下がった、何か食べなければ」と食欲を増進させてしまうのです。

また、くせになりやすい（常用性がある）のも用心したいところなので、飲んでも量は控えめにしましょう。腸も強く刺激するため、下痢や便秘を引き起こしやすいので、その点でも注意が必要です。

＊おやつにはドライフルーツか手作りのものを食べる

市販のお菓子、ケーキなどに使われている精製された白砂糖やバターなどは避けたい食材です。甘いものを食べたくなったら、まずはドライフルーツを食べましょう。甘くておいしくていろいろな種類がありますよ。また、手作りすればかなりボリュームのあるお菓子も食べられます。まとめて作って、ちょこちょこ食べましょう。

＊フードプロセッサーをかしこく利用する

ローフードといっても、しょっちゅうサラダばっかり…では飽きてしまいます。そんなときに大活躍なのがフードプロセッサー。野菜やココナッツミルクなどを一緒にかくはんしてスープにするのも簡単です。また、胃腸が弱っていても、消化が楽にできるので一石二鳥。ほかにもジュース、スムージーなど楽しめるメニューはたくさんあります。

ローフードダイエット＊ルール⑤

＊ローフードダイエットと食べ合わせ＊

一緒に食べるものによって消化は変わる

前にも紹介しましたが、食べ物は「どういうものと一緒に食べるか」によって、吸収される度合いが違います。消化にかかるエネルギーも違います。

ここでは改めて、ローフードダイエットで特に関わりのある部分を紹介したいと思います。

ローフードダイエット・食べ合わせのルール

食事中は、消化酵素が薄まってしまうので、水分はなるべくとらない
・酸味の強い果物（柑橘系、パイナップル、いちごなど）と、甘みの強い果物（バナナ、いちじく、柿、ドライフルーツなど）は一緒にとらない
・果物は単独で食べる。特にウリ類の果物（メロン、すいかなど）は他のものと一緒に食べない。消化しきれなくなり、体内に残って酸化してしまいます
・肉、魚などのメインディッシュに、穀物（ごはん、パン、パスタなど）を合わせない。別々の消化酵素を必要とするので、スムーズに吸収できず、体内に残ってしまいます

食べ合わせチャート

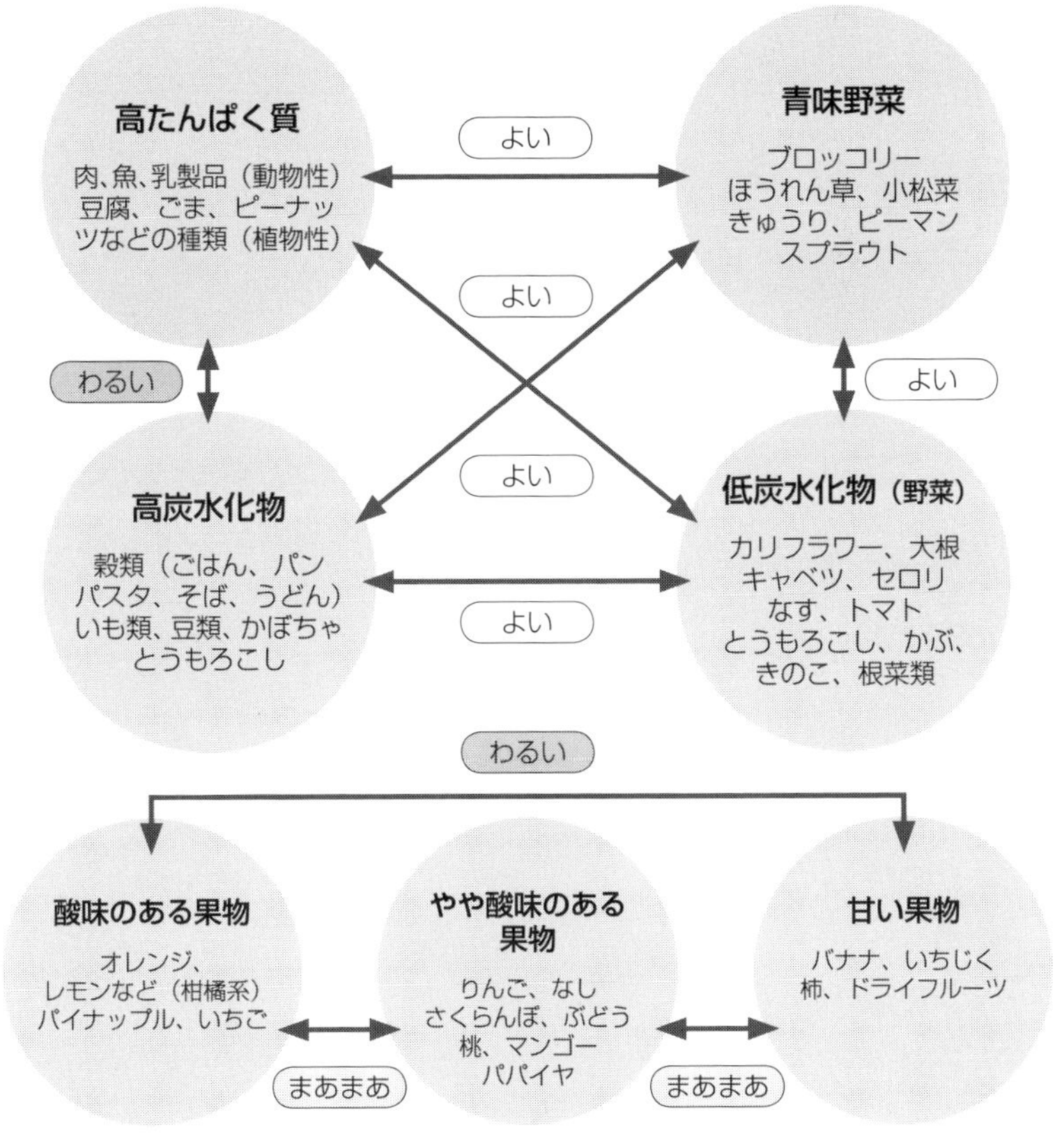

参考）消化にかかる時間はどのくらい？

◎ジュース……………………25〜30分
◎一般的な果物………………30分〜一時間
◎スプラウト…………………一時間
◎一般的な野菜………………一時間〜二時間
◎穀物、豆類…………………一時間〜二時間
◎高たんぱく質食品
（植物性のもの）……………二〜三時間
◎肉、野菜……………………三時間〜四時間
◎貝類…………………………八時間

理屈がわかったら、あとは作って食べるだけ！

ローフード
ダイエット
レシピ

ローフードダイエットレシピの使い方

体と食べ物のしくみ、ローフードダイエットの法則がわかったら、いよいよ実践。

ここからは具体的なレシピをたくさん紹介していきます。

それぞれのレシピは、取り入れてもらいやすいように、目安として、それぞれ「朝メニュー」「昼メニュー」「夜メニュー」に分けています。それぞれ、その時間帯に食べやすいかな?と思うものですが、特に食べる時間に決まりはありません。どのメニューも栄養のバランスよくできています。まんべんなく作っても、気に入ったものを何回も作っても大丈夫です。家で食べる用のメニューでも、多めに作って翌日のお弁当用に詰めたりしてもらう、といった使い方もいいと思います。あなたの生活のスタイルや好みに合わせて、自由自在にご利用ください!

食べる量も、おおよそは示しましたが、食べたいだけ食べていいのです。あなたの適量は、あなたの体が知っています。

また、ローフードだけで生活することはきついし、そこまでの必要もないと私は感じているので、おすすめの「加熱食」(つまり火を通している普通のメニュー)もいくつか加えました。もちろん、いつものメニューにプラス・ローフードでいいのですが、もう一歩やれそうなときは、この加熱食も参考にしてください。

ローフードメニューと一緒にいただくと、さらに体の調子を整え適切に引き締めてくれる効果の高い内容です。

また、「おやつ」のメニューも入っています。

ローフードは消化がいいので、お腹がすぐすいてしまうはず。つまり「内臓からくらく消化できている」ので、体にはいいのですが、お腹がすいているのをがまんして仕事するなんて、無理に決まっています。でもそこでお菓子を、菓子パンを…と食べてしまっては、せっかくのダイエットも効果なしです。この際、「お腹がすいたときに、そのへんにあるものを食べる」のはやめて、「おやつはいつも食べるもの」と習慣づけてしまって、そのおやつも、ちゃんとしたものを用意しましょう。

ここには「これがローフード？」と思えるくらい満足できる甘みのものをそろえました。週末などの時間のあるときに一週間ぶん、一気に作ってしまって、仕事場に持参してもいいですし、作る余裕なんてないなあ、というときには、フルーツやドライフルーツ、ナッツなどを何かに詰めて持っていってもいいのです。

大切なのは、「自分には、おいしいものしか食べさせないぞ！」と、食べること自体を大事に思うこと。

食べることに前向きになれたら、そのぶん体は確実に応えてくれます。

まずは食べることを楽しんで！　作りだしたら、ダイエットのメニューだということは忘れましょう。

たとえばこんなローフード生活

実際に一日のメニューとして、
どんな風にローフードを取り入れるのか、イメージしてみましょう。
あなたの生活に合わせて、やりやすい量から始めてください。

とりあえずできるところから
ローフード初心者さんの一日

先生の
アドバイス
付き！

朝

お腹もつのかなあ、と心配だから、まずはジュースに少しパンを添えてみる

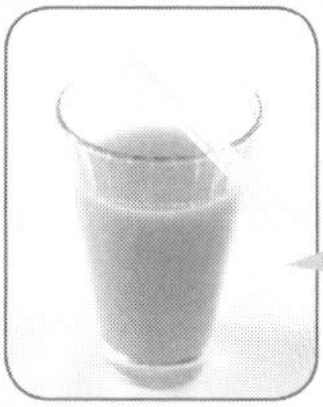

そうです、はじめの一歩が大事。ちょっとでいいから、取り入れてくださいね。
ジュースは朝をすっきり乗り越える大きな助けになります

昼

いつも買うサンドイッチと一緒に、お手製のサラダを食べることにしました。
足りないときは、フルーツを食べます

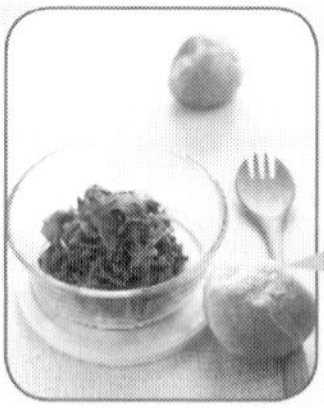

フルーツは最初に食べましょう。
食事はゆっくりかんで食べると少量で満足できますよ

夜

外食が多いけど、家で食べるときは何か一品、ローフードで作ってみる。そのほかは普通のごはんです。

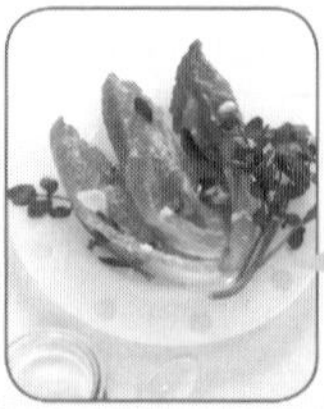

ローフードを意識するようになりましたね。少しずつ体に届きますのであせらずに続けてください

やるからにはとことんやりたい！

ローフード上級者さんの一日

先生のアドバイス付き！

朝

お腹もだいぶなれたので、基本はジュースだけでOK。足りないときはフルーツ！

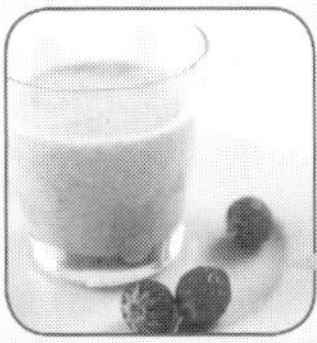

いい感じですね。加熱食が入らないとデトックスが進みます。もしきつくなったら途中でフルーツを補給して

昼

できるときは簡単なお弁当を作ります。
玄米おにぎりにスープだけでもおいしいよ

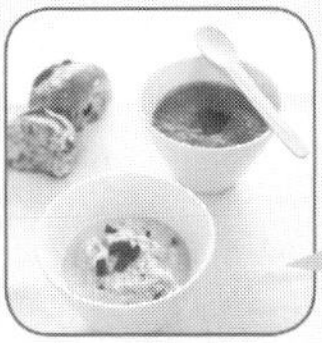

マイ・ランチは何が入っているかわかっているので安心。玄米を選んでいるのもOK!
また自分ケアのために時間をつくるのは美意識の高い証拠です

おやつ

お腹がすいたとき用に、まとめて作ります。
家の冷蔵庫とかばんにいつもキープ。たまには普通のお菓子も食べちゃうけど…

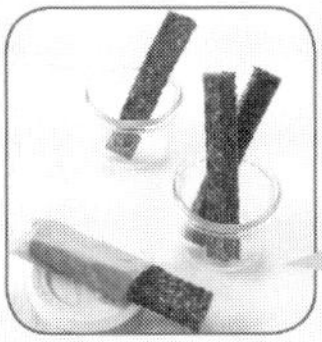

まとめて作ると冷凍できて便利です。“たまの”普通のお菓子も、気持ちのゆとりのために許してあげましょう

夜

加熱食もいろいろ工夫するようになりました！作りおきもしているので、ローフードを続けるのが簡単になってきたかも。お昼食べすぎたら夜控えめ、夜外食のときは、昼控えめで、調整してます

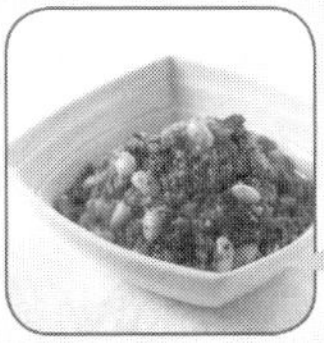

ローフードで体調が整い始めていますね。自分の体と対話できると、調整しやすくなります。また、作りおきできるおかずを賢く使っていていい感じです

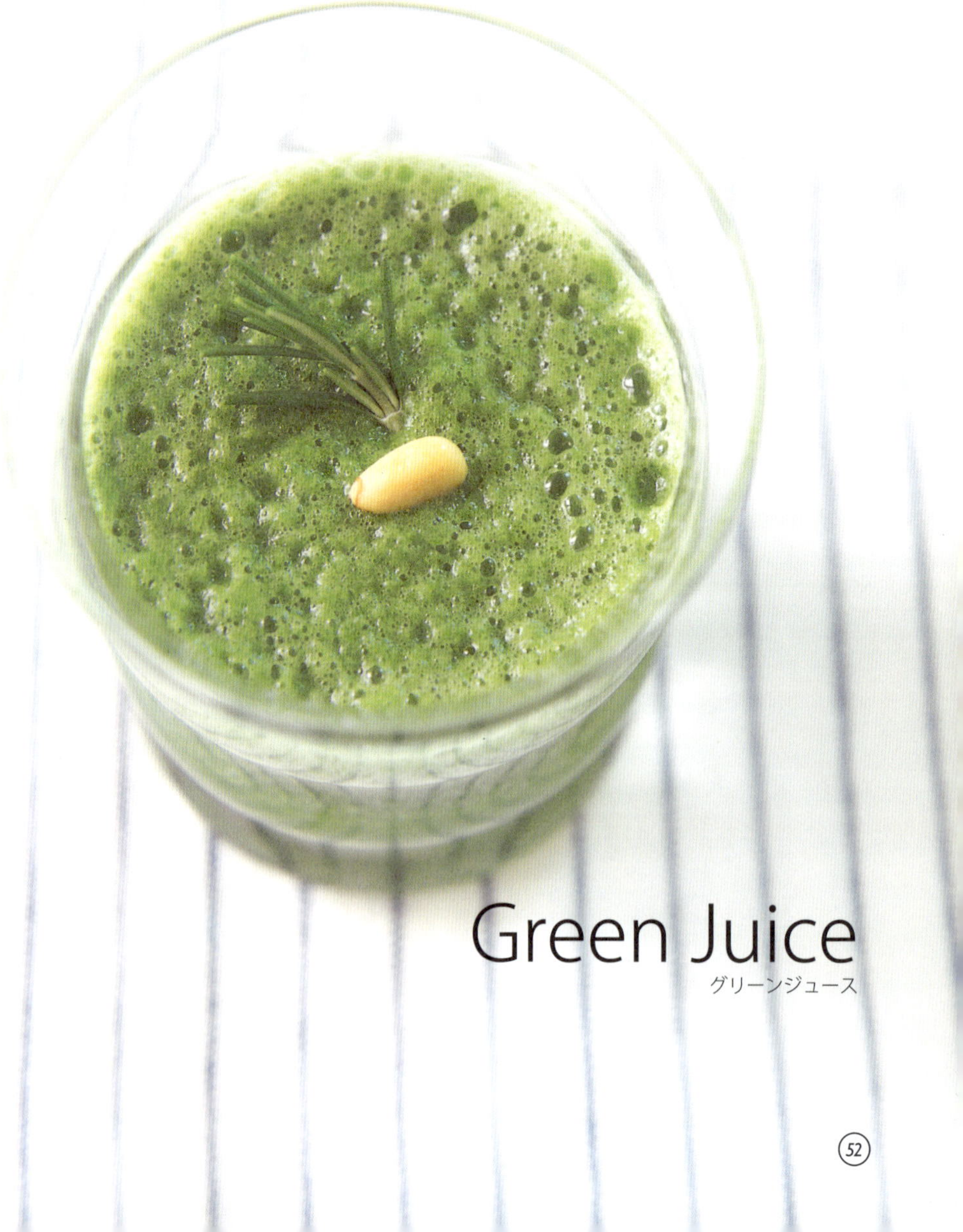

Green Juice
グリーンジュース

Grapefruit & Celery Juice

グレープフルーツとセロリのジュース

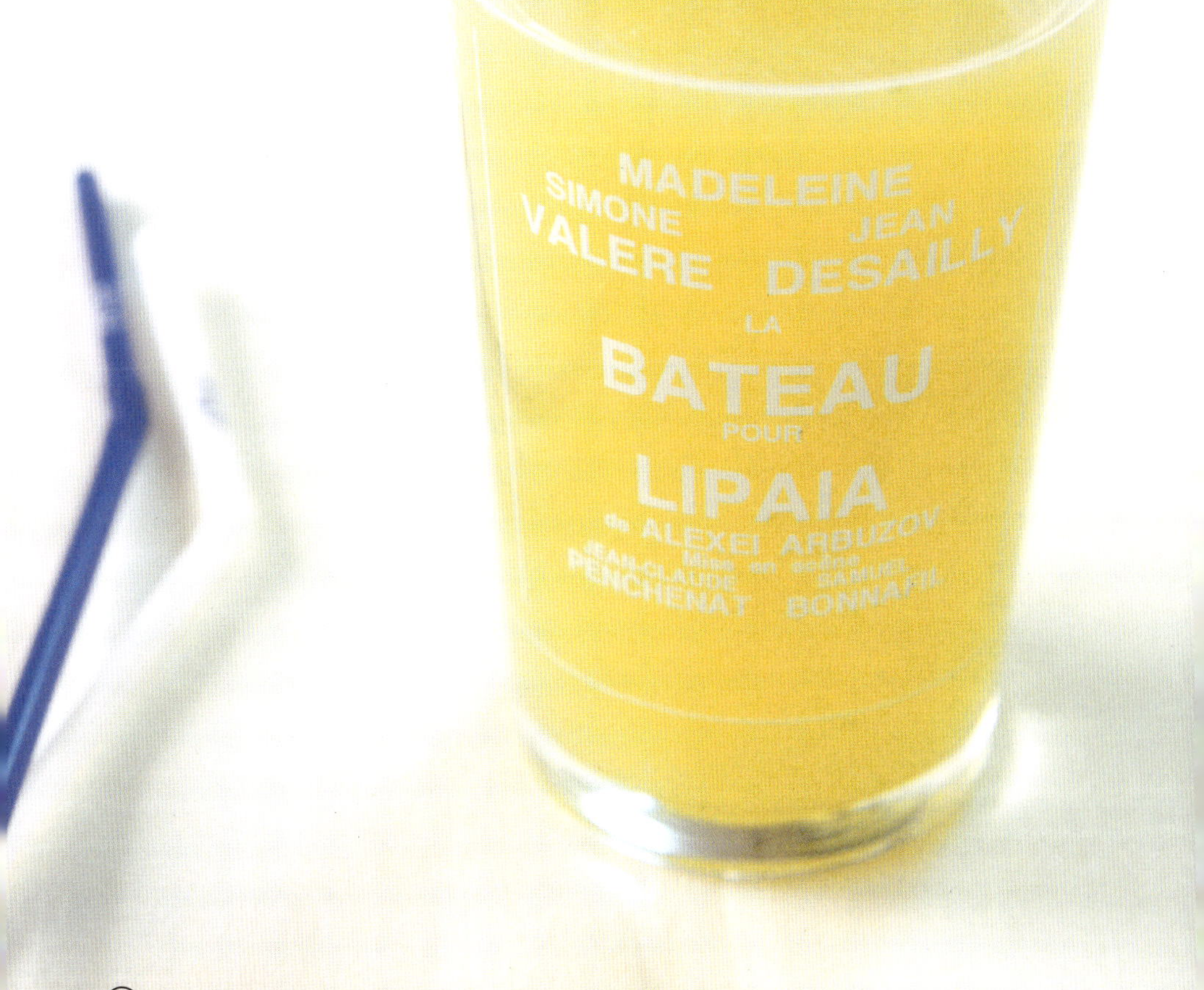

Green Juice

グリーンジュース

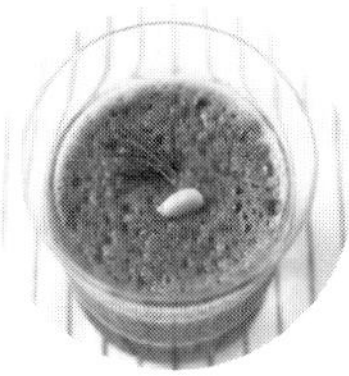

ビタミン補給はこの一杯でばっちり。
りんごの甘みがほのかで、毎日飲んでも飽きない味

【材料（1人分）】

・小松菜	1本（50g）
・ほうれん草	1本（50g）
・りんご	1/4個
・レモン汁	大さじ1
・昆布水（だし汁）	適量
・塩	少々

【作り方】

①りんごは、皮をむき芯を取る。
②ザク切りにした小松菜、ほうれん草、①のりんご、レモン汁、だし汁、塩をミキサーにかける。
③だし汁を加えて味を調整する。

Grapefruit & Celery Juice

グレープフルーツとセロリのジュース

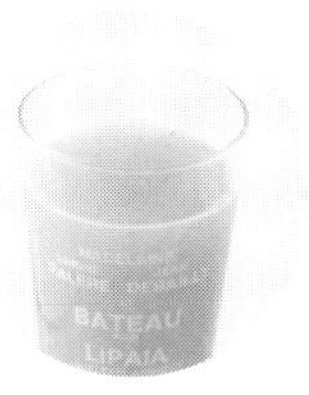

ほどよい酸味と苦みがおいしい、
簡単なのにまるでスープのようなジュース

【材料（1人分）】

- グレープフルーツ　1/2個
- セロリ　5cm

【作り方】

①搾ったグレープフルーツとザク切りにしたセロリをミキサーにかける。

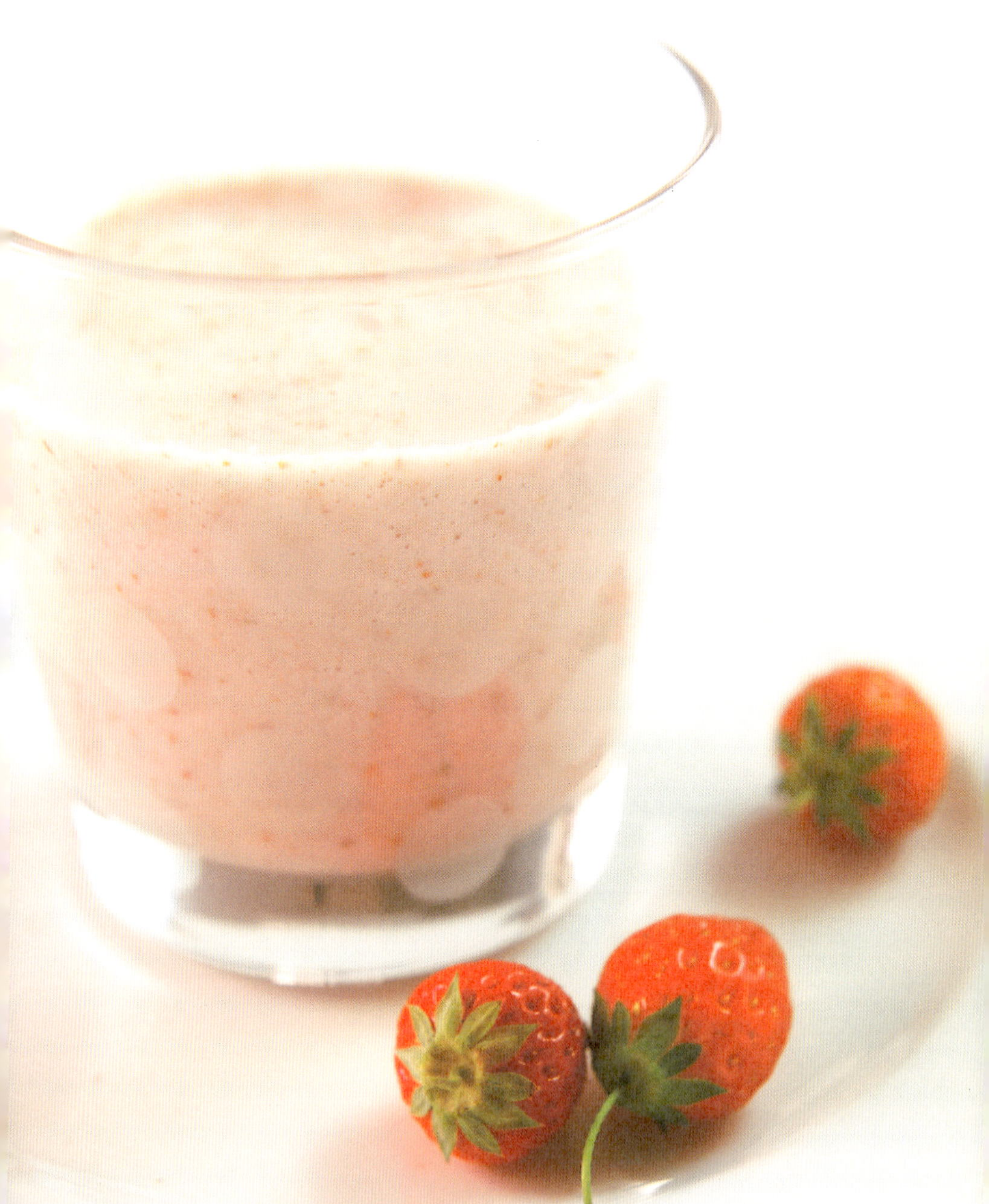

Nuts & Strawberry Shake

ナッツミルクのいちごシェイク

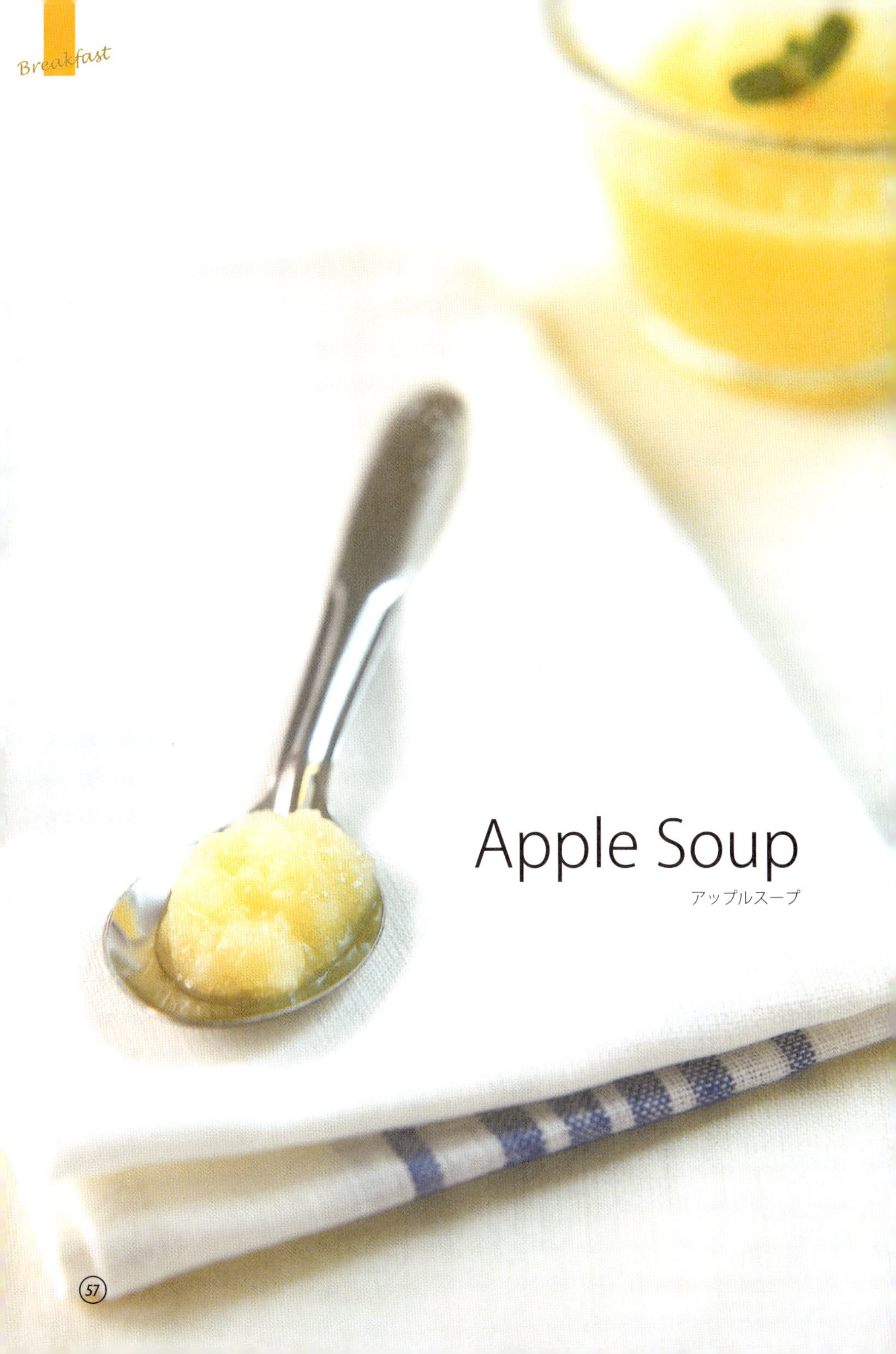

Apple Soup

アップルスープ

Nuts & Strawberry Shake

ナッツミルクのいちごシェイク

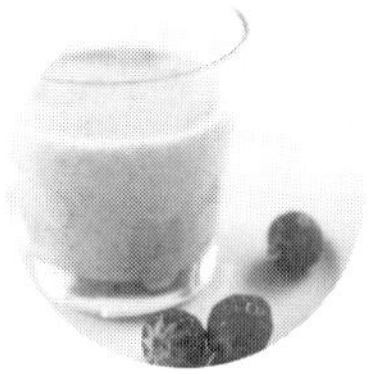

スムージーのようなコクで、お昼までの栄養問題なし！
今すぐエネルギーチャージしたい気分の朝に

【材料（1人分）】

・アーモンド（生）	30g
・水	1カップ
・いちご※	5粒

※ブルーベリー、バナナなど季節のフルーツで代用可

【作り方】

①アーモンドはひと晩水につけ、水気を切っておく。

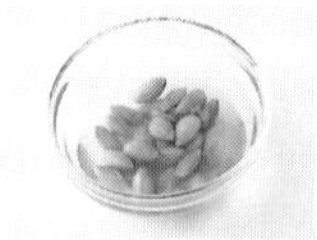

②①のアーモンドと水をミキサーにかけナッツミルクを作る。
③へたを取ったいちごを②に加え、ミキサーにかける。

Apple Soup

アップルスープ

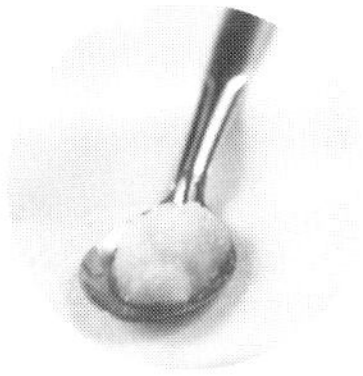

繊維質たっぷりでお肌にもお腹にもやさしい。
体調不良の朝にも元気をくれる一品です

【材料（1人分）】

・りんご	1/2 個
・レモン汁	小さじ 2
・塩	少々

【作り方】

①りんごは、皮をむき芯を取って切る。
②①のりんご、レモン汁、塩をミキサーにかける。

Fruit Salad
フルーツサラダ

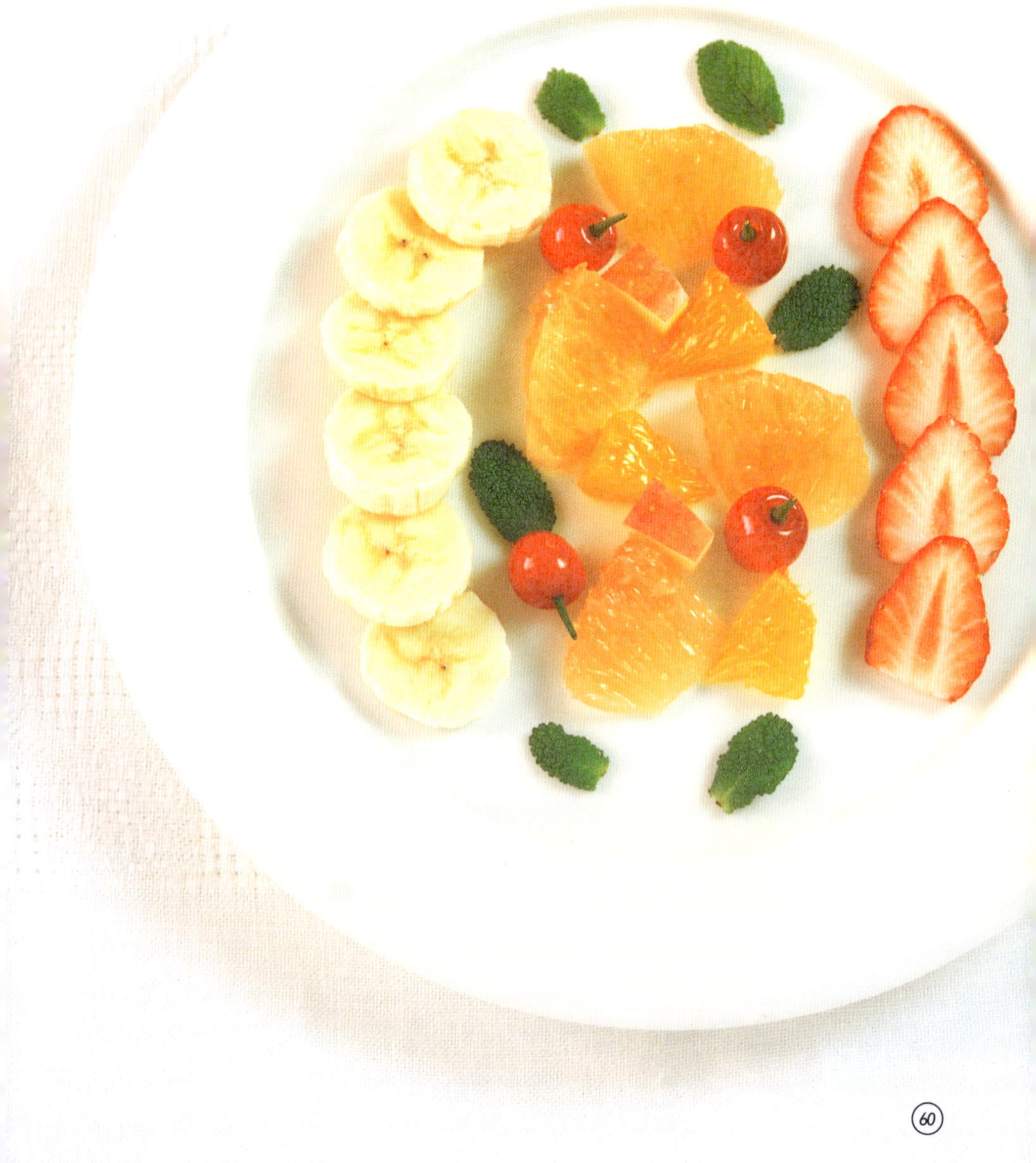

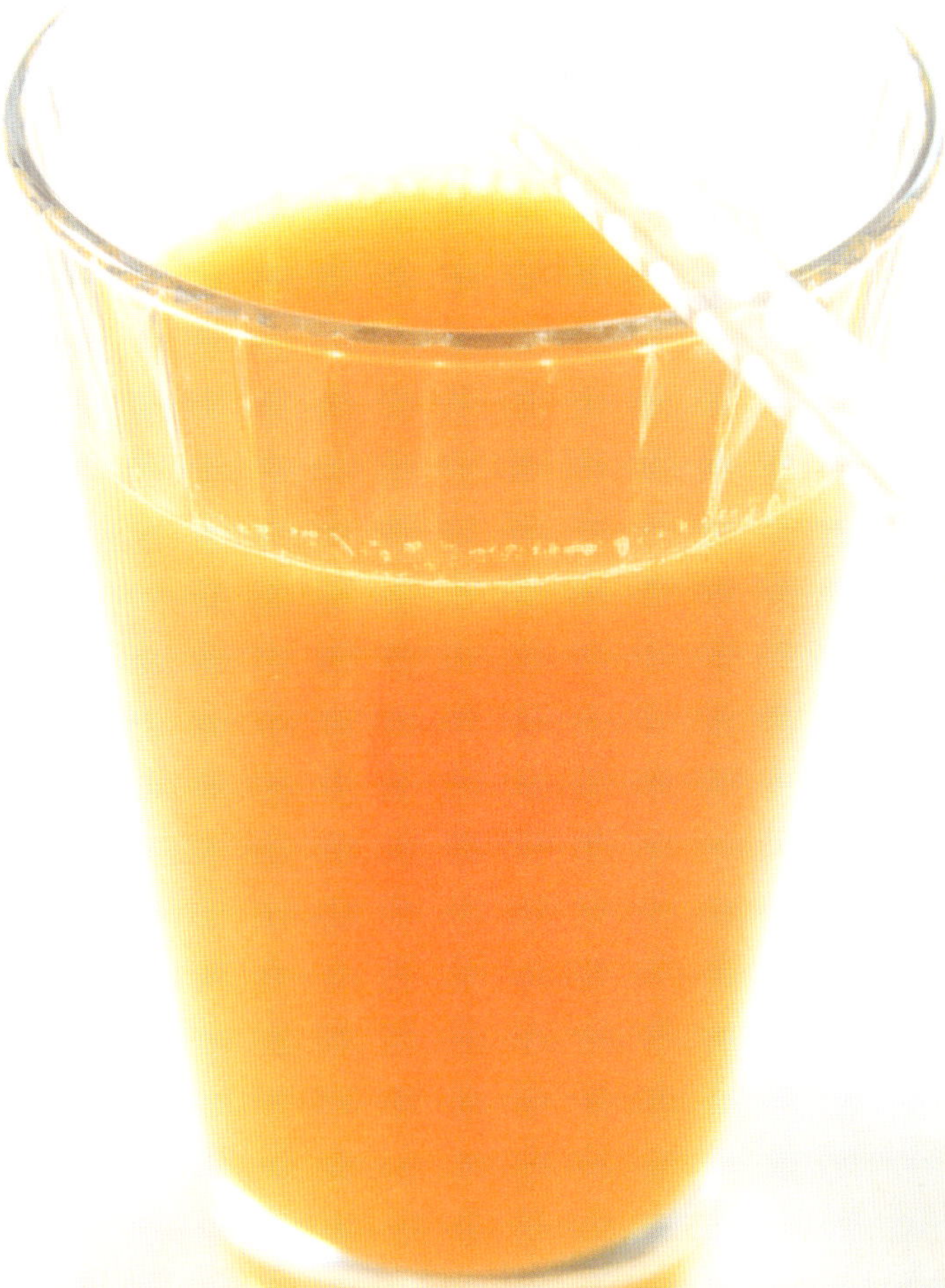

Carrot & Orange Juice

にんじんオレンジジュース

Fruit Salad

フルーツサラダ

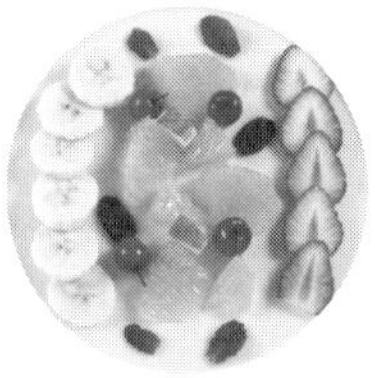

好きな果物をたっぷり盛りつけるだけ。
ちょっと手間をかけるだけで、ぜいたくな朝が楽しめます

【材料（1人分）】

・いちご	3粒
・バナナ	1/3本
・さくらんぼ	
・オレンジ	各適量
・りんご	
・レモン汁	

【作り方】

①好みのフルーツをそれぞれカットし、レモン汁と和え、器に盛る。

Carrot & Orange Juice

にんじんオレンジジュース

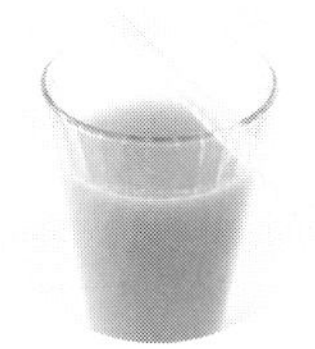

自然の甘さと、ぴりっとした後味がクセになるジュース。
搾った残りも繊維質いっぱいです。ついでにいただきましょう

【材料（1人分）】

・にんじん	小1本
・オレンジ	1個
・しょうが	1片

【作り方】

①粗く切ったにんじん、しょうがをジューサーにかける。
②手で搾ったオレンジ果汁を混ぜ、グラスに注ぐ。

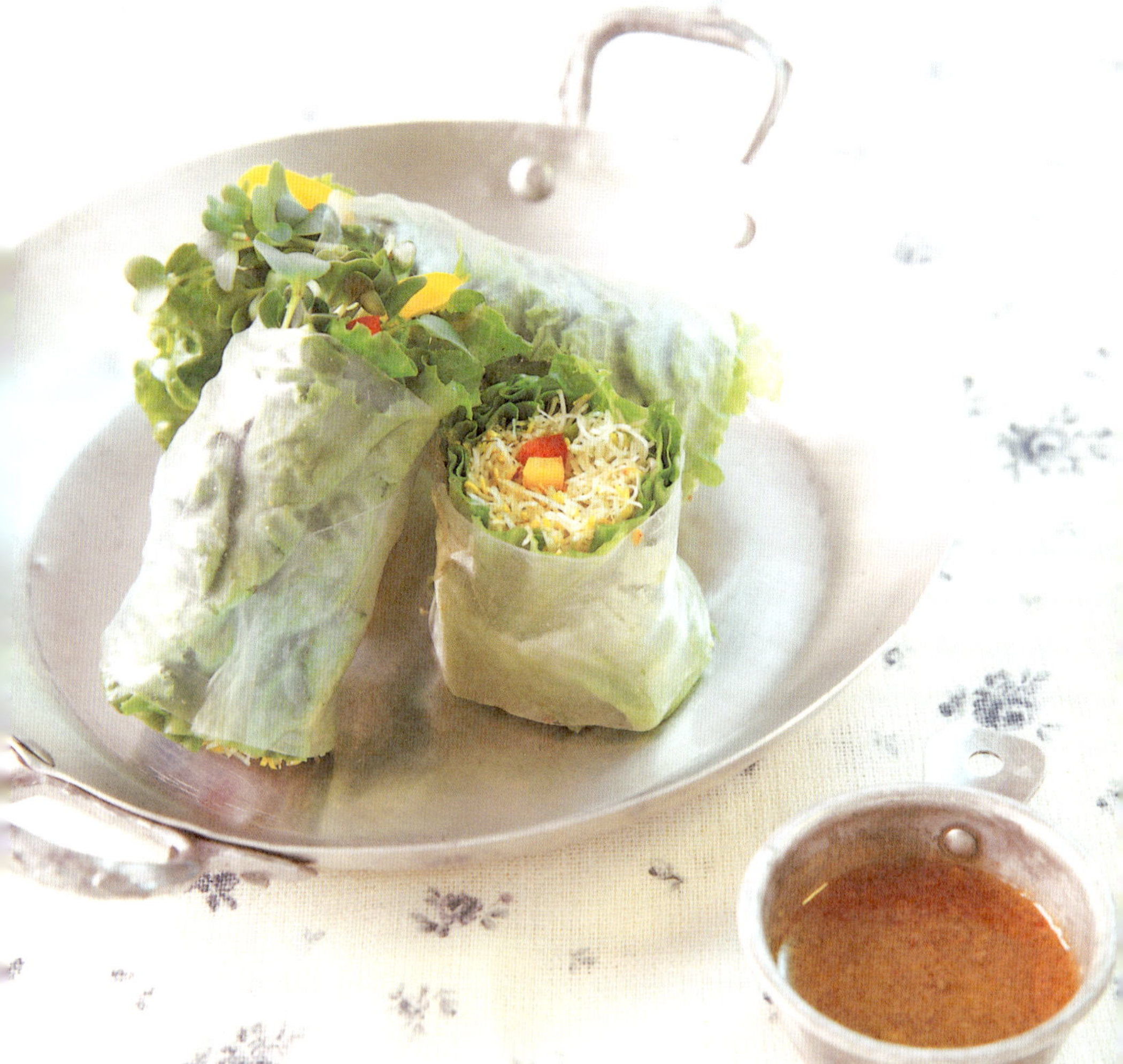

Sprout Spring Roll

アルファルファの生春巻き

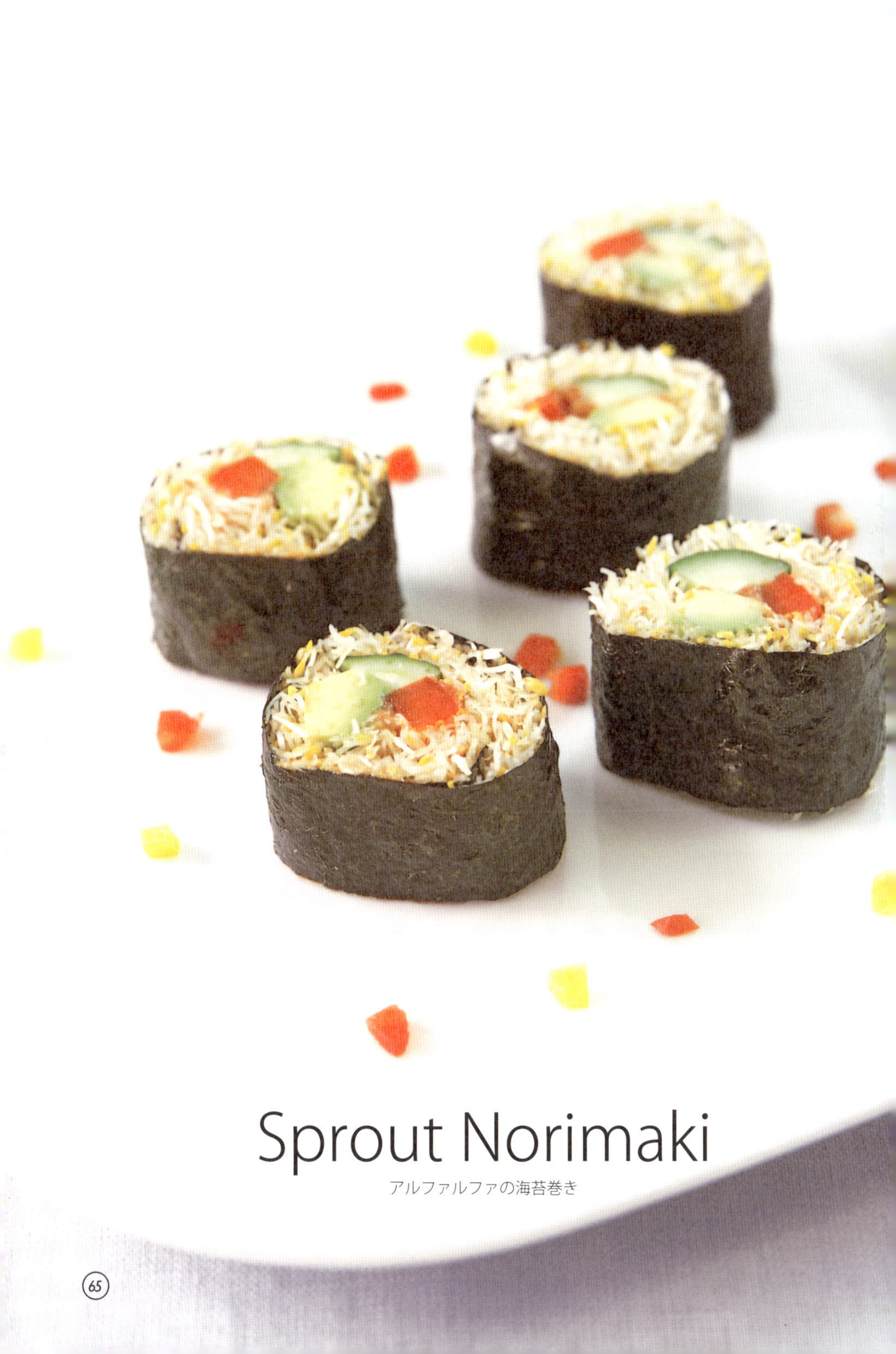

Sprout Norimaki

アルファルファの海苔巻き

Sprout Spring Roll

アルファルファの生春巻き

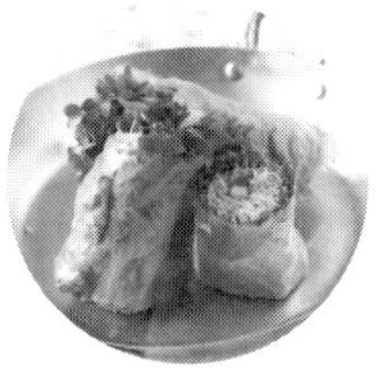

スパイシーだれをたっぷりつけて召し上がれ。
薄口しょうゆにすると、より見た目もエスニック風に

【材料（4人分）】

・生春巻きの皮	4枚
・アルファルファ	2パック
・パプリカ（赤・黄）	各1/8個
・アボカド	1/2個
・サニーレタス	4枚

A ホットスイートソース

・レモン汁	大さじ2
・しょうが汁	大さじ1
・薄口しょうゆ	大さじ1
・にんにく（すりおろし）	1片分
・だし汁	大さじ2
・アガベ（メイプルシロップ）	大さじ2
・豆板醤	適量

アガペ→

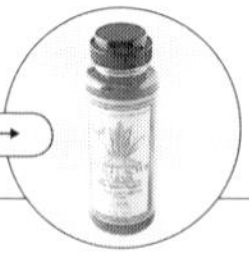

【作り方】

①ソースを作る。Aの材料を混ぜ合わせる。
②パプリカは、8mmほどの細切りにする。アボカドも細切りにする。
③生春巻きの皮は軽く水にぬらし、戻しておく。
④③の皮の上にサニーレタスをしき、アルファルファとアボカド、パプリカを並べて巻く。
⑤4等分に切って、器に盛り、①のソースをつけていただく。

Sprout Norimaki

アルファルファの海苔巻き

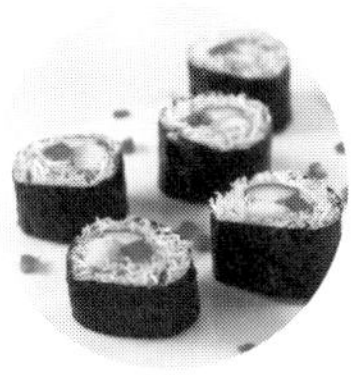

アボカドと梅干の相性のよさに感動してしまいそう。
カイエンペッパーは一味唐辛子に変えてもおいしい

【材料（4人分）】

・アルファルファ	2パック	**A 味噌ペースト**	
・パプリカ（赤）	1/8個	・味噌	大さじ1
・きゅうり	1本	・ごま油	大さじ1/2
・アボカド	小1個	・しょうゆ	適量
・梅干	1個	・カイエンペッパー	ひとつまみ
・海苔	4枚		

【作り方】

①味噌ペーストを作る。Aの材料を混ぜ合わせる。
②パプリカ、きゅうり、アボカドはそれぞれ細切りにする。梅干は果肉をたたく。
③巻きすに海苔をのせ、中央に①のペーストを横に一筋塗る。
④③の巻き終わり3cmほどあけてアルファルファをしきつめる。アボカド、きゅうり、パプリカ、梅干しをのせて芯を作る。
⑤巻き終わりの部分に水をつけて、手前から巻いていく。
⑥食べやすい大きさに切り分けて、器に盛る。

Gazpacho
ガスパチョ

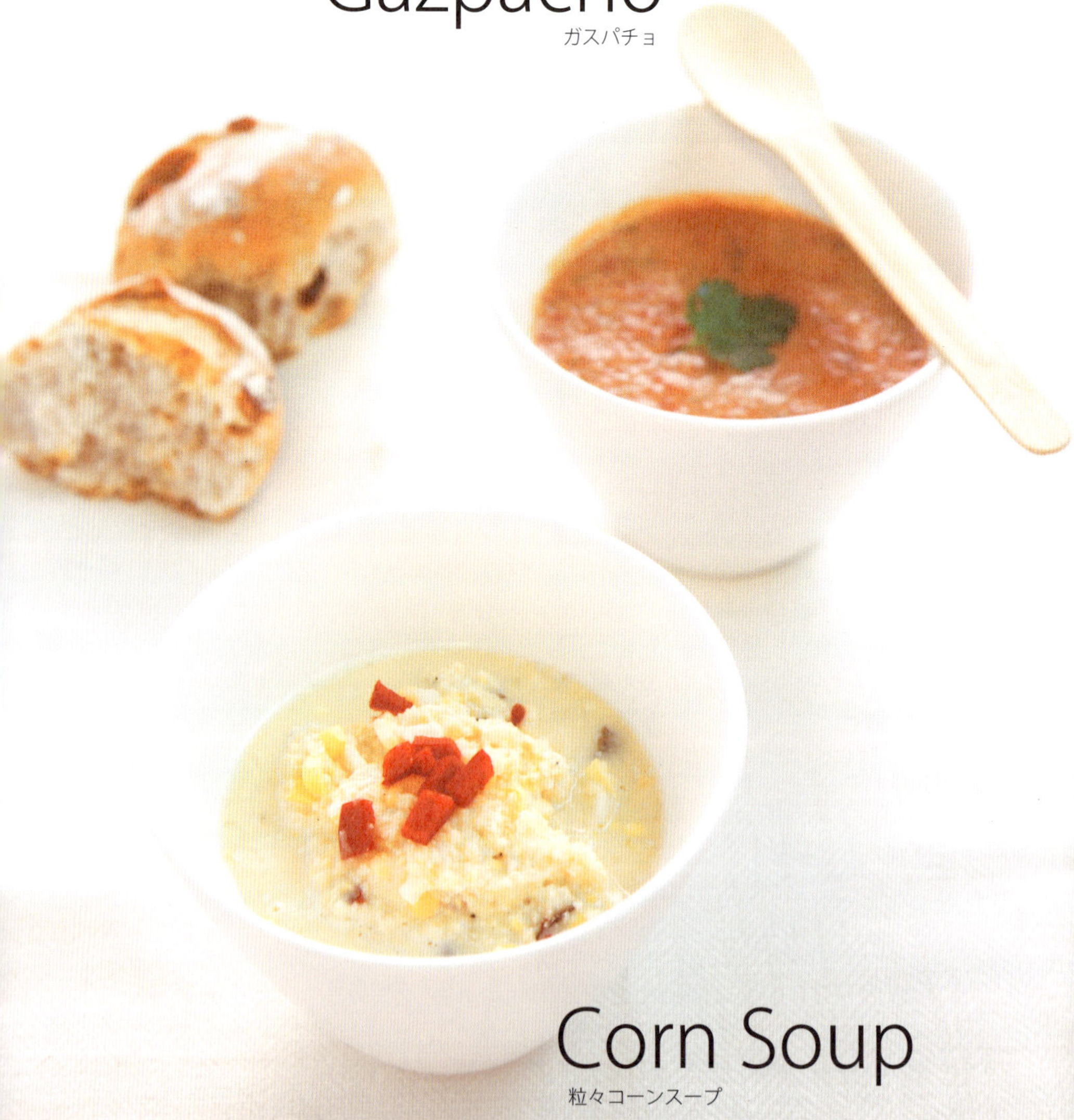

Corn Soup
粒々コーンスープ

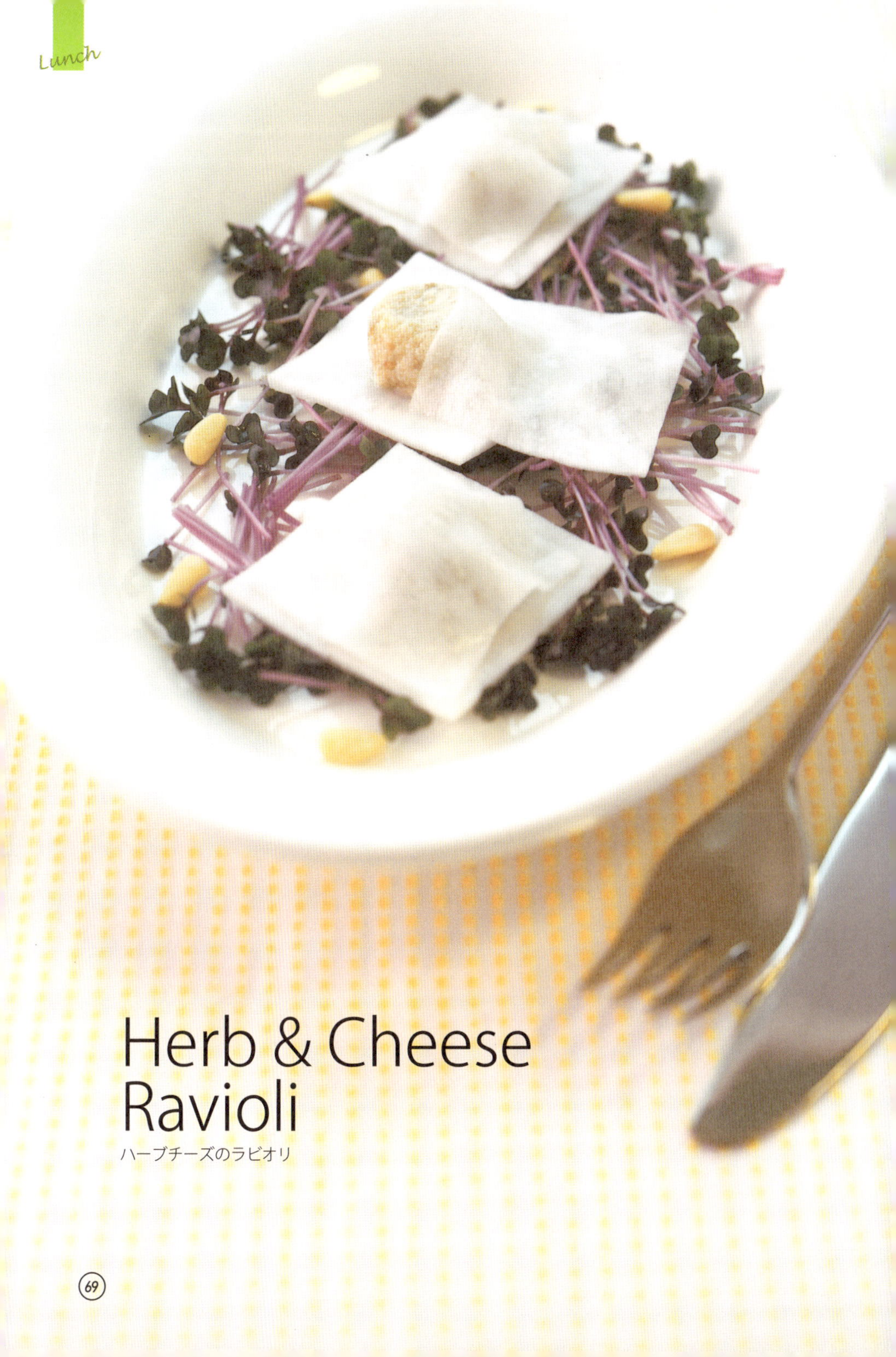

Herb & Cheese Ravioli

ハーブチーズのラビオリ

Gazpacho ガスパチョ

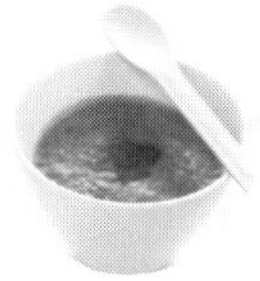

味はいたってソフトで飲みやすい冷製スープなのに、
飲んだ後体がぽかぽかしてきます。スタミナアップにも最適

【材料（４人分）】

		A	
・トマト	２個	・水	１カップ
・きゅうり	1/2 本	・レモン汁	大さじ１
・玉ねぎ（みじん切り）	1/4 個	・塩	小さじ１
・パプリカ（赤）	1/2 個	・こしょう	小さじ 1/2
・にんにく	１片	・オリーブオイル	大さじ２
・パクチー（飾り用）	適量		

【作り方】

①粗みじん切りにした玉ねぎ、ザク切りにしたトマト、乱切りにしたきゅうり、パプリカは種をとり乱切りに、にんにくはみじん切りにして 20 ～ 30 秒ほどミキサーにかける。
②①に A の材料を加え 10 秒ほどミキサーにかける。食べる直前まで冷蔵庫で冷やしておく。
③器に盛り、オリーブオイル（分量外）をまわしかけ、パクチーを飾る。

Corn Soup 粒々コーンスープ

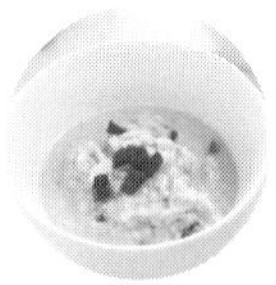

生で食べるとうもろこしがこんなに甘いって、知ってました？
ホール缶じゃ出せないぜいたくな味です

【材料（４人分）】

・とうもろこし	３本	・干ししいたけの戻し汁	300cc
・セロリ	10cm	・味噌	小さじ１
・パプリカ（赤）	1/2 個	・ガーリックパウダー	小さじ１
・玉ねぎ	1/2 個	・オニオンパウダー	小さじ１
・カシューナッツ（生）	100g	・こしょう	適量
・干ししいたけ	２個	・パセリ（飾り用）	適量

【作り方】

①カシューナッツは４～６時間ほど水につけておく。とうもろこしは、スライサーもしくは包丁で粒をそぎとる。
②セロリ、パプリカ、玉ねぎはみじん切りにする。干ししいたけは、水で戻し細かく切る。戻し汁はとっておく。
③①のカシューナッツ、とうもろこしの半量、しいたけの戻し汁、味噌、ガーリックパウダー、オニオンパウダーをミキサーにかけクリーム状にする。
④③をボウルに入れ、②の野菜を入れて混ぜる。
⑤味をみてこしょうを加える。器に盛り、パセリを飾る。

Herb & Cheese Ravioli

ハーブチーズのラビオリ

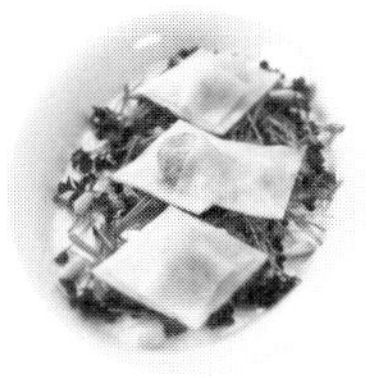

ハーブチーズから染み出る味わいがしっとりおいしい。
お好みで、かぶを大根に変えても OK です

【材料（4人分）】

- かぶ（スライス）　24 枚

ハーブチーズ（フィリング）

- 松の実　100g
- マッシュルーム（みじん切り）　3 個
- フェンネル（みじん切り）　適量
- ローズマリー（みじん切り）　適量
- オニオンパウダー　小さじ 1/2
- 塩　小さじ 1/2
- レモン汁　大さじ 1/2
- オリーブオイル　大さじ 2
- スプラウト、松の実（飾り用）　各適量

【作り方】

①かぶ（または大根）は四角に切り、スライサーで薄切りにし、軽く塩（分量外）をふっておく。水気が出たらふきとっておく。

②フィリングのハーブチーズを作る。松の実、レモン汁、オリーブオイルをフードプロセッサーにかける。

③ボウルに②とマッシュルーム、フェンネル、ローズマリー、オニオンパウダー、塩を加えよく混ぜる。

④①のかぶに③のフィリングをはさむ。器にスプラウトと松の実をちらして、ラビオリを盛り、好みでオリーブオイル（分量外）をかける。

Wild Rice Salad

ワイルドライスサラダ

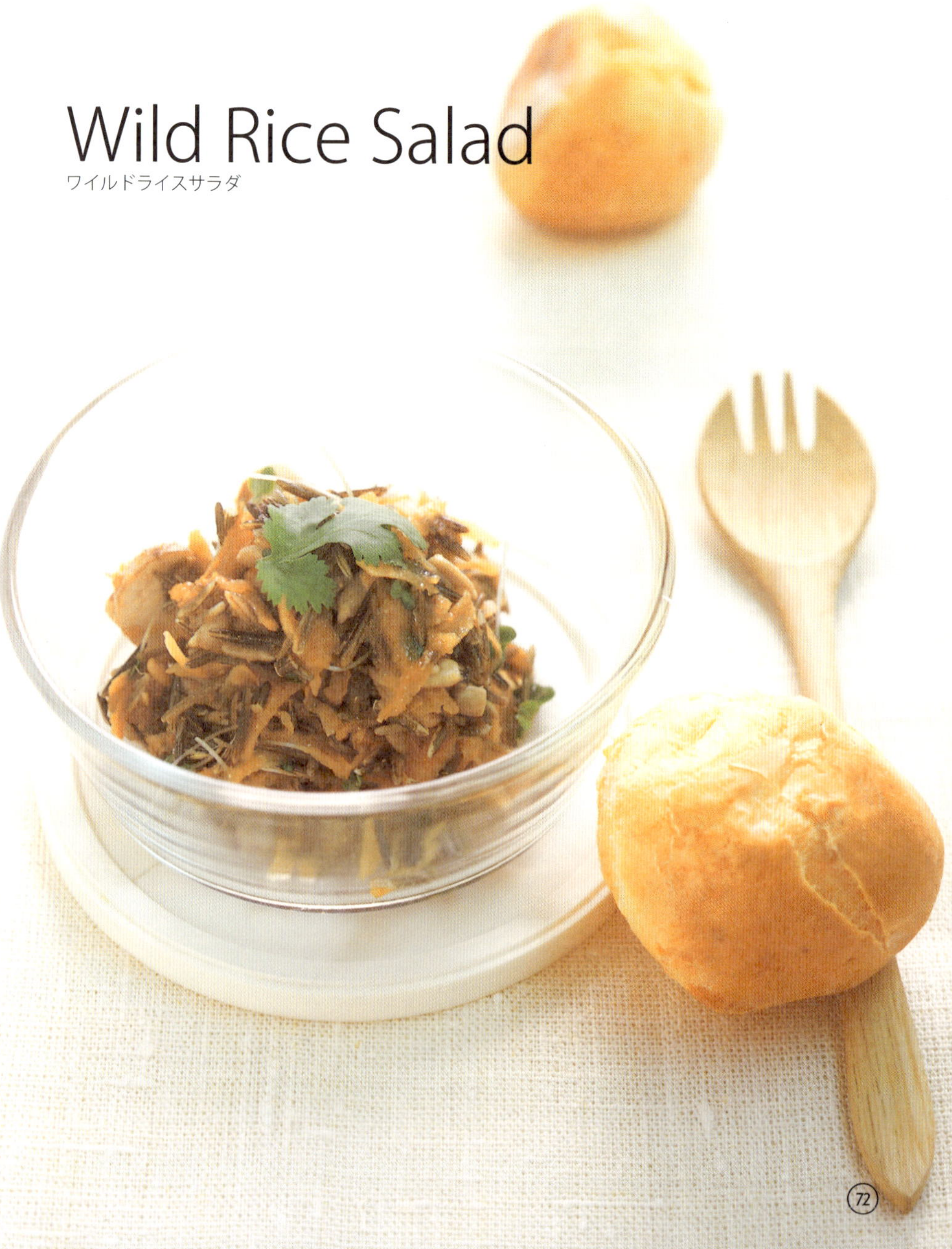

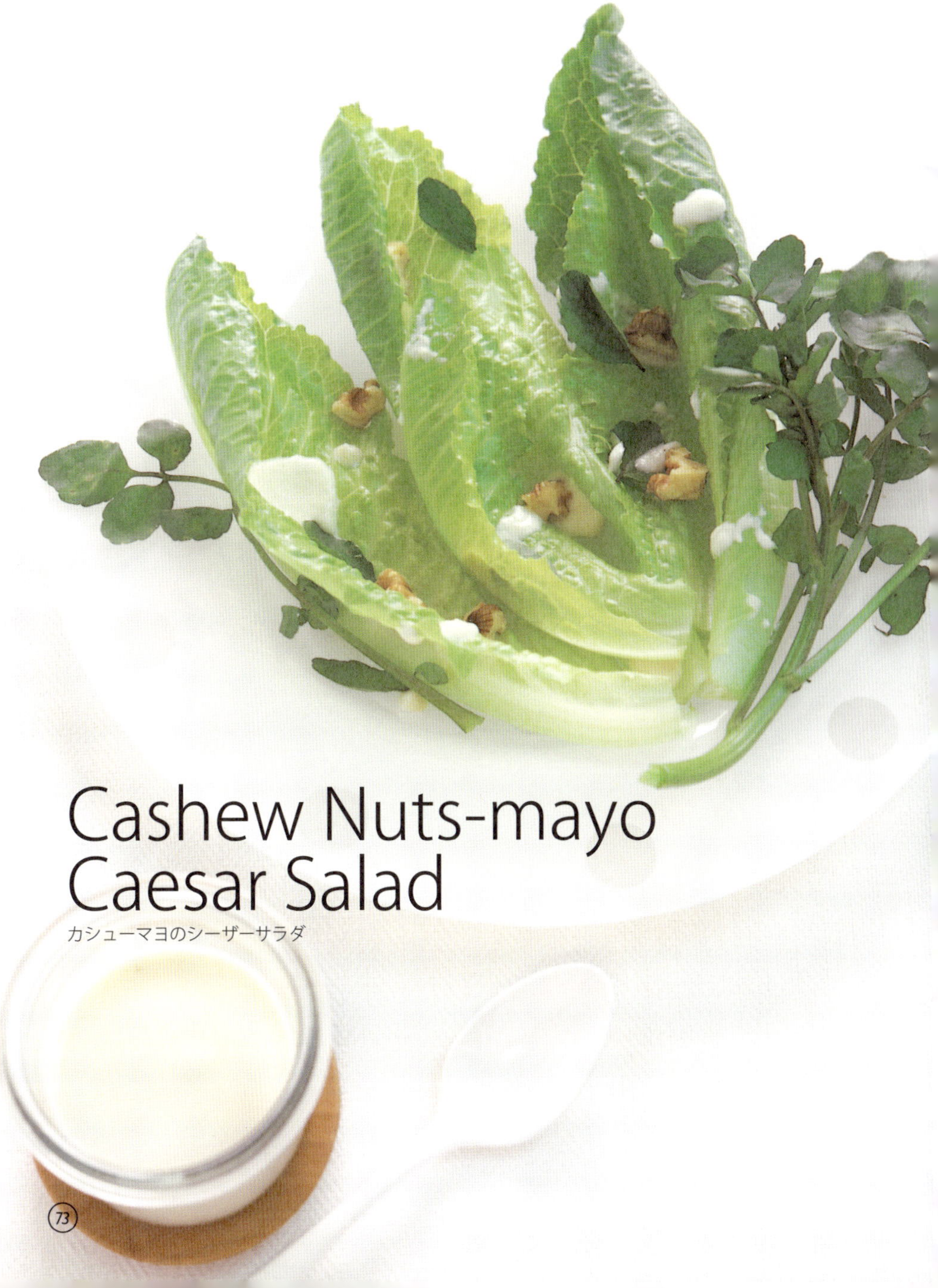

Cashew Nuts-mayo Caesar Salad

カシューマヨのシーザーサラダ

Wild Rice Salad

ワイルドライスサラダ

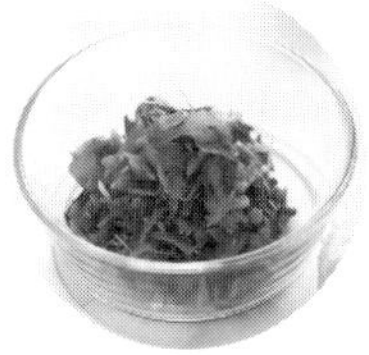

単体でもおかずでも満足、和洋どっちにも使える優秀サラダ。
ざくざくとした歯ごたえで、あっという間にお腹いっぱいです！

【材料（4人分）】

・ワイルドライス	50g
・スプラウト	1/4パック
・にんじん	1/2本
・ひまわりの種	大さじ3
・マッシュルーム	1個
・パクチー	1本

A ドレッシング

・オニオンパウダー	小さじ2
・ガーリックパウダー	小さじ1/2
・しょうゆ	大さじ1
・ごま油	大さじ3
・味噌	小さじ1

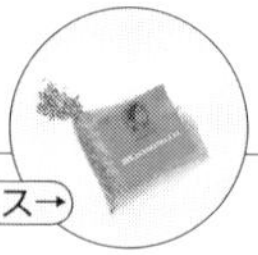

ワイルドライス→

【作り方】

①ワイルドライスは24時間、ひまわりの種は6時間、それぞれ水につけておく。
②にんじんは、グレイダーでおろす（または千切りにする）。マッシュルームは汚れをふき取り、水につけてからみじん切りにする。パクチーは飾り用を残して葉を茎から取り、粗みじん切りにする。
③ドレッシングを作る。Aの材料を混ぜ合わせる。
④①のワイルドライス、ひまわりの種、にんじん、マッシュルーム、パクチー、スプラウトをボウルに入れ③のドレッシングで和える。味を少しなじませてから器に盛り、残しておいたパクチーを飾る。

Cashew Nuts-mayo Caesar Salad

カシューマヨのシーザーサラダ

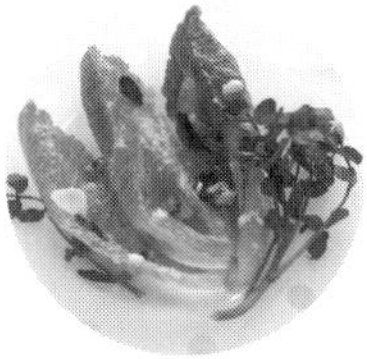

毎日作りたくなるおいしいカシューナッツのマヨネーズ！
秘密は梅酢です。市販のサラダにこれだけかけても十分幸せ

【材料（４人分）】

カシューマヨネーズ

- カシューナッツ（生）　50g
- オニオンパウダー　小さじ 1/2
- ガーリックパウダー　小さじ 1/2
- 水　大さじ２
- 梅酢　大さじ１
- オリーブオイル　小さじ２

- ロメインレタス　４枚
- クレソン　４本
- くるみ　適量

【作り方】

①カシューナッツは、水に２～３時間ほどつけておく。
②①のカシューナッツ、オニオンパウダー、ガーリックパウダー、水をミキサーにかける。
③②に梅酢とオリーブオイルを加え混ぜる（固い場合は水を加えて整える）。
④器に、ロメインレタス、クレソン、くるみを盛り、③のカシューマヨネーズをかける。

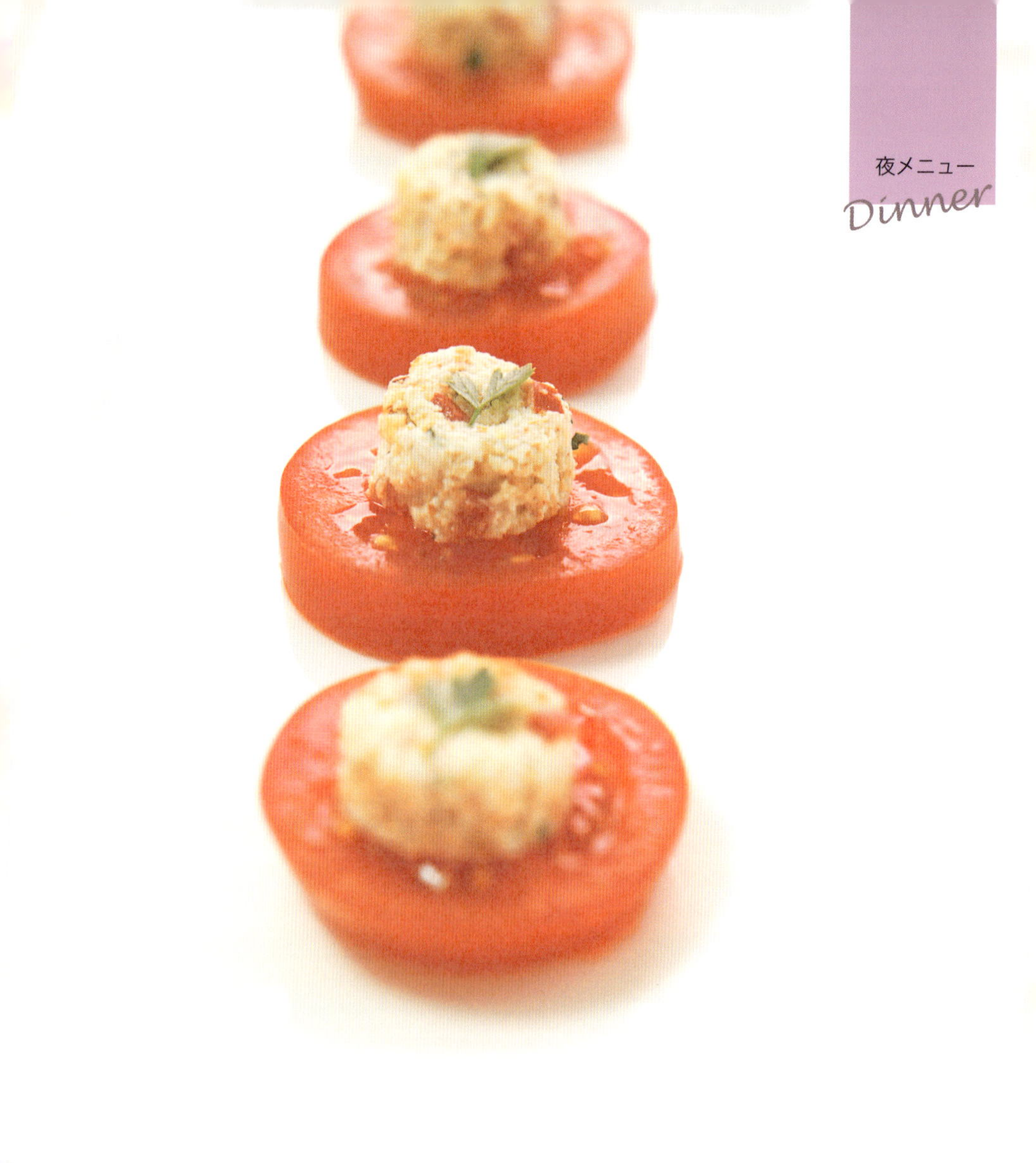

Almondo Putty Caprese

アーモンドパテのカプレーゼ風

Raw-Food Lasagna
ローフードラザニア

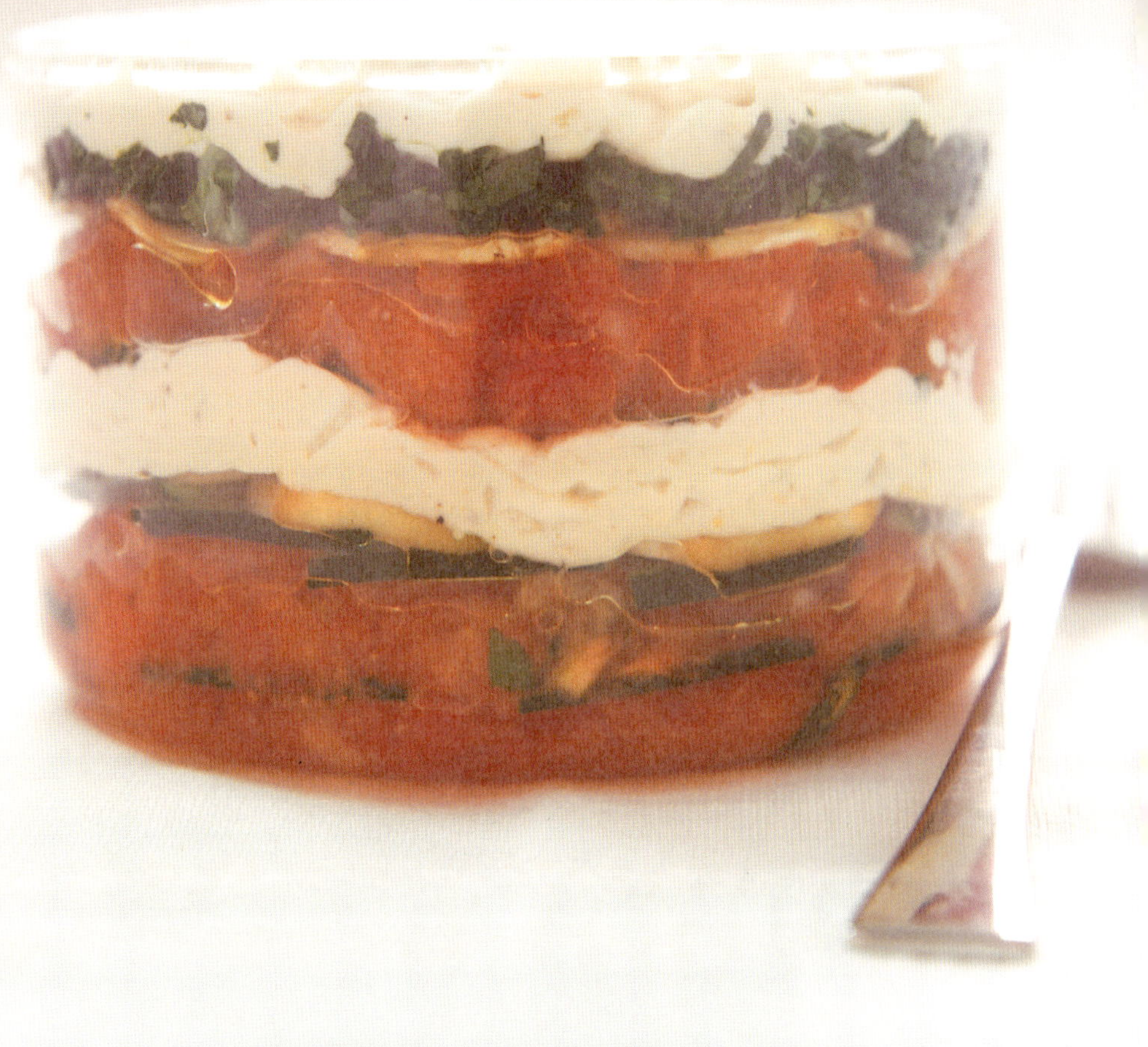

Almond Putty Caprese

アーモンドパテのカプレーゼ風

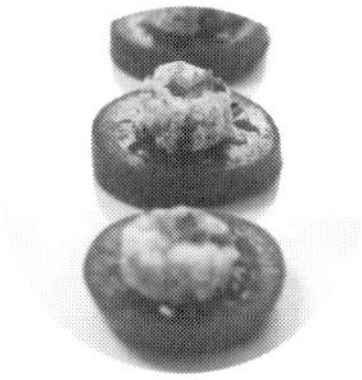

ひとくちおもてなしにぴったりな前菜サラダ。
Wナッツのパテは少量でも満足できる、リッチな味わいです

【材料（4人分）】

・トマト	2個	・玉ねぎ（みじん切り）	1/4個分
アーモンドパテ		・パセリ（みじん切り）	大さじ2
・アーモンド（生）	50g	・レモン汁	大さじ2
・松の実	大さじ3	・塩	小さじ1/2
・パプリカ（赤／みじん切り）	1/8個分	・イタリアンパセリ（飾り用）	適量

【作り方】

①アーモンドパテを作る。アーモンドは水に24時間つけておき、使う前に水を切る。
②①のアーモンド、松の実をフードプロセッサーにかける。固い場合は水を加えて調整する。
③ボウルに②とパプリカ、玉ねぎ、パセリ、レモン汁、塩を加え混ぜる。
④器に輪切りにしたトマトを並べ、③のアーモンドパテをのせる。イタリアンパセリを飾る。

Raw-Food Lasagna
ローフードラザニア

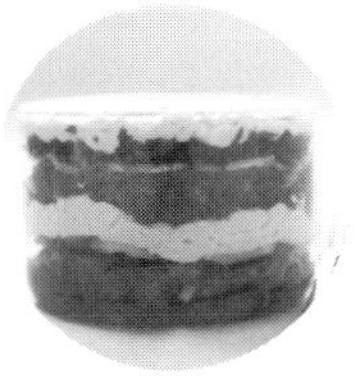

目にもお腹にも大満足の主役級サラダ。
カシューリコッタ風の旨みとコクに驚いてしまうかも！

【材料（4人分）】

・ズッキーニ	1本
・青菜（小松菜・ほうれん草など）	1/2把(150g)
マッシュルームマリネ	
・マッシュルーム	1/2パック
・しょうゆ	小さじ1
・オリーブオイル	小さじ2
・こしょう	適量
Aマリナラソース	
・トマト	4個
・ドライトマト（水で戻してみじん切り）	大さじ4
・玉ねぎ（みじん切り）	大さじ1
・オリーブオイル	大さじ1
・バジルの葉	3枚
・にんにく（すりおろし）	1片
・オニオンパウダー	小さじ1
カシューリコッタ風チーズ	
・カシューナッツ（生）	100g
・水	1/2カップ
・玉ねぎ（みじん切り）	1/4個分
・にんにく（すりおろし）	1片分
・味噌	大さじ1
・ナツメグ	少々
・こしょう	少々

【作り方】

①カシューナッツは2時間ほど水につけておく。
②水気を切った①のカシューナッツと水1/2カップをクリーム状になるまでミキサーにかける。ガーゼに包みざるなどにのせて水をきり、暖かいところに7～10時間おいて発酵させる。
③カシューリコッタチーズを作る。ボウルに②のカシューリコッタチーズを入れ、玉ねぎ、おろしにんにく、味噌、ナツメグ、こしょうを加えて混ぜる。
④マリナラソースを作る。トマトは種を取り粗みじんに切る。Aの他の材料と混ぜ合わせる。
⑤マッシュルームマリネを作る。ボウルにしょうゆ、オリーブオイルを混ぜ合わせ、薄切りにしたマッシュルームを入れ、こしょうで味を調える。最低10分はつけておく。
⑥ズッキーニは、スライサーか包丁で薄切りにし、器の幅に合わせて切り塩をふる。青菜は、みじん切りにする。
⑦容器にマリナラソース、ズッキーニ、カシューリコッタチーズ、マッシュルームマリネ、青菜を交互に並べ、上にカシューリコッタをたっぷりのせる。

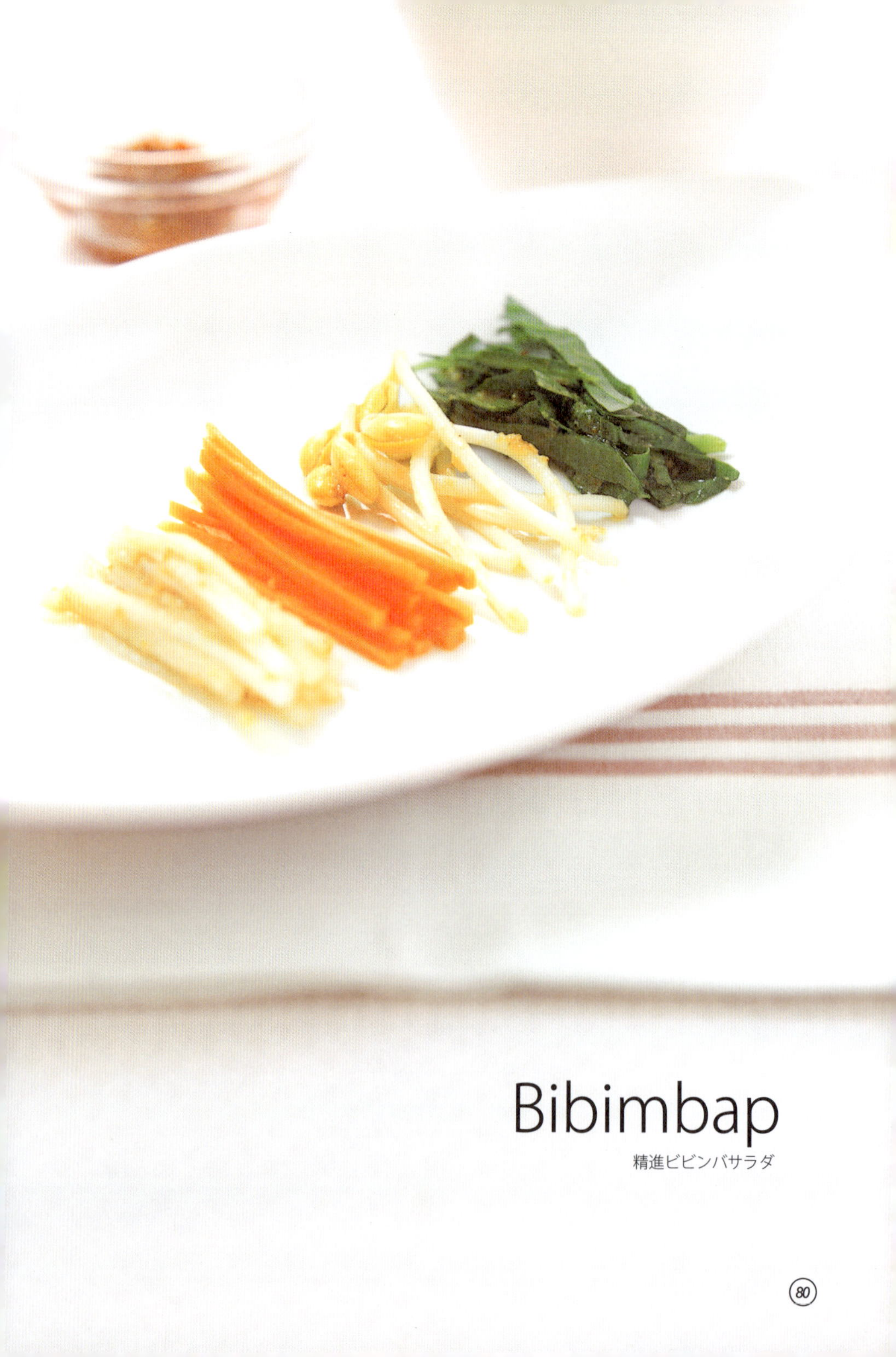

Bibimbap

精進ビビンバサラダ

Taco
Rice Salad

タコライス風サラダ

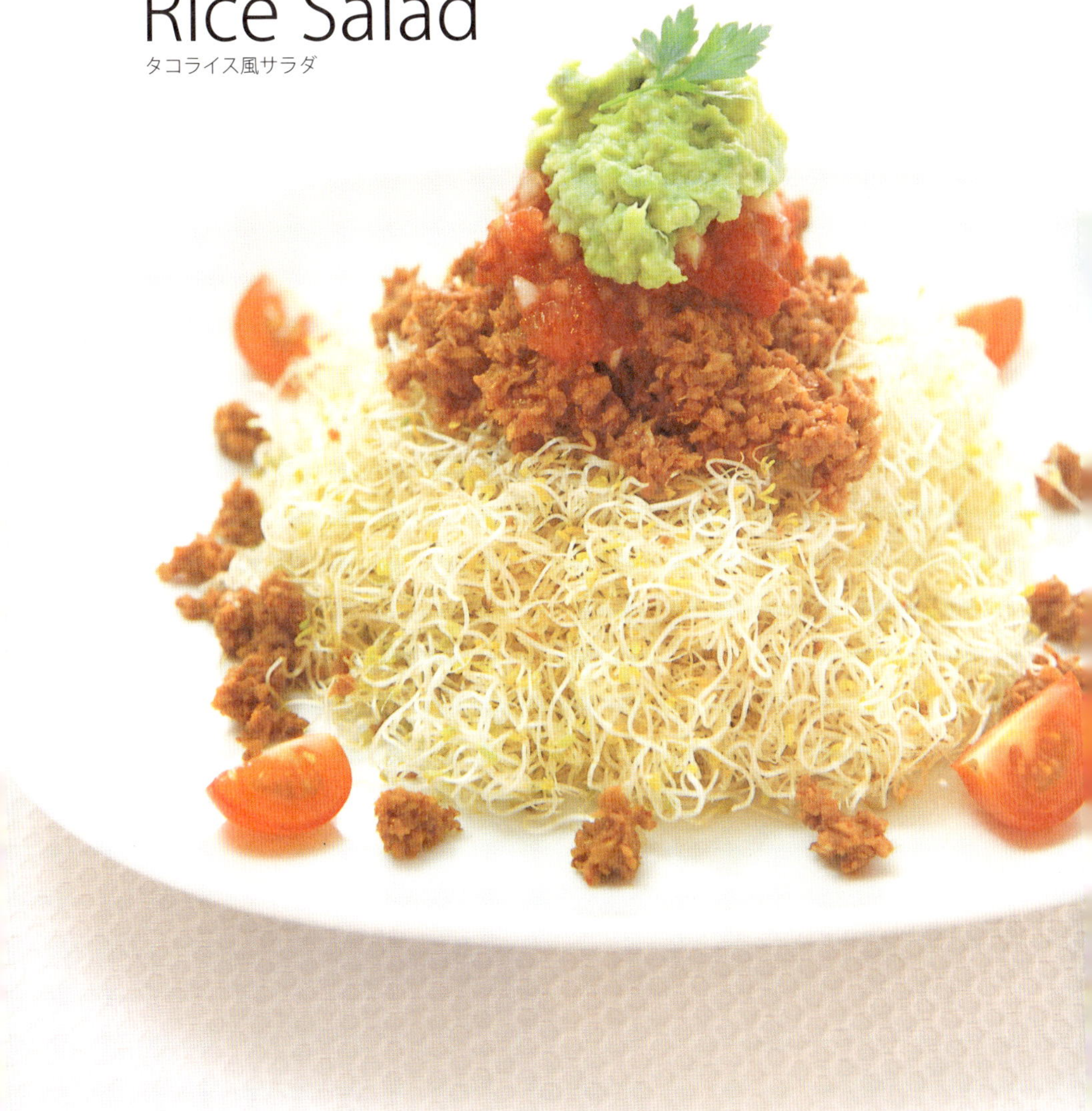

Bibimbap

精進ビビンバサラダ

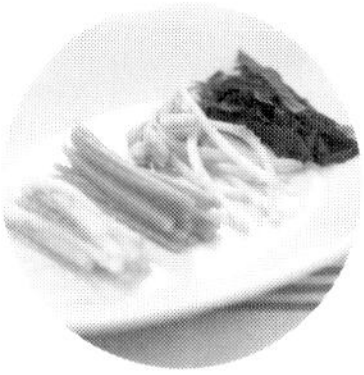

ナムルたれ、コチジャンどちらも重宝するたれです。
鮮度がよければ野菜はなんでもOK。からめていただきましょう

【材料（4人分）】

・大豆もやし	1/2 パック
・青菜（ほうれん草、小松菜など）	1/2 把(150g)
・にんじん	1/2 本
・大根	5cm
A ナムルたれ	
・すりごま	大さじ 2
・ごま油	大さじ 4
・しょうゆ	小さじ 1
・ガーリックパウダー	適量
B コチジャン	
・味噌	大さじ 4
・メイプルシロップ	大さじ 1
・豆板醤	小さじ 1/2
・だし汁	適量
・玄米ごはん	適量

【作り方】

①大豆もやしと青菜は、さっと茹でる。青菜は 5cm 位に切る。にんじんは、5cm の長さの千切りに、大根は、千切りにして塩（分量外）を軽くふっておく。
②ナムルたれを作る。A の材料をボウルに入れ混ぜ合わせる。
③それぞれの野菜を別々に、ナムルたれと和える。
④コチジャンを作る。B の材料を混ぜ合わせる。だし汁で固さを調整する。
⑤好みで玄米ご飯にナムルをのせ、コチジャンをのせて混ぜていただいてもよい。

Taco Rice Salad

タコライス風サラダ

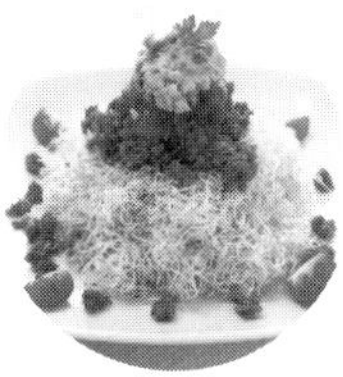

にんじん、ごぼうで作るベジミートはホントにパワフル！
本当に野菜だけ？と疑ってしまうボリューム感です

【材料（4人分）】

・アルファルファ	2パック
スパイシータコベジミート	
・にんじん	100g
・ごぼう	100g
・マッシュルーム	1/2パック
・ドライトマト	大さじ2
・にんにく	1片
・オリーブオイル	大さじ2
・味噌	大さじ1
・オニオニオンパウダー	小さじ1
・ガーリックパウダー	小さじ1
・クミンシードパウダー	少々
・一味とうがらし	適量
・塩・こしょう	適量
トマトソース	
・トマト（ざく切り）	1個分
・玉ねぎ（みじん切り）	大さじ1
・にんにく（すりおろし）	1/2片
ヴァカモレ	
・アボカド	1個
・にんにく（すりおろし）	1/2片分
・レモン汁	大さじ1
・塩	少々

【作り方】

①タコベジミートを作る。ドライトマトは水につけて戻し、みじん切りにする。にんじんとごぼうは、乱切りに、マッシュルームは４等分に切る。にんにくは、みじん切りにする。
②①とオリーブオイル、味噌、オニオンパウダー、ガーリックパウダーを野菜の形が少し残るくらいまでフードプロセッサーにかける。
③②をボウルに入れ、一味とうがらしとクミンシードパウダーを加え、塩・こしょう　で味を調える。
④トマトソースを作る。ボウルにトマトと玉ねぎ、にんにくを入れ混ぜる。
⑤ヴァカモレを作る。アボカドは、種を取り中身をボウルに入れてつぶし、レモン汁を加えて混ぜる。にんにくを加え、塩で味を調える。
⑥器にアルファルファを盛り、上からベジミート、トマトソース、ヴァカモレをのせ、周囲を４つ切りにしたプチトマト（分量外）で飾る。

Press Salad

玉ねぎとレタスのプレスサラダ

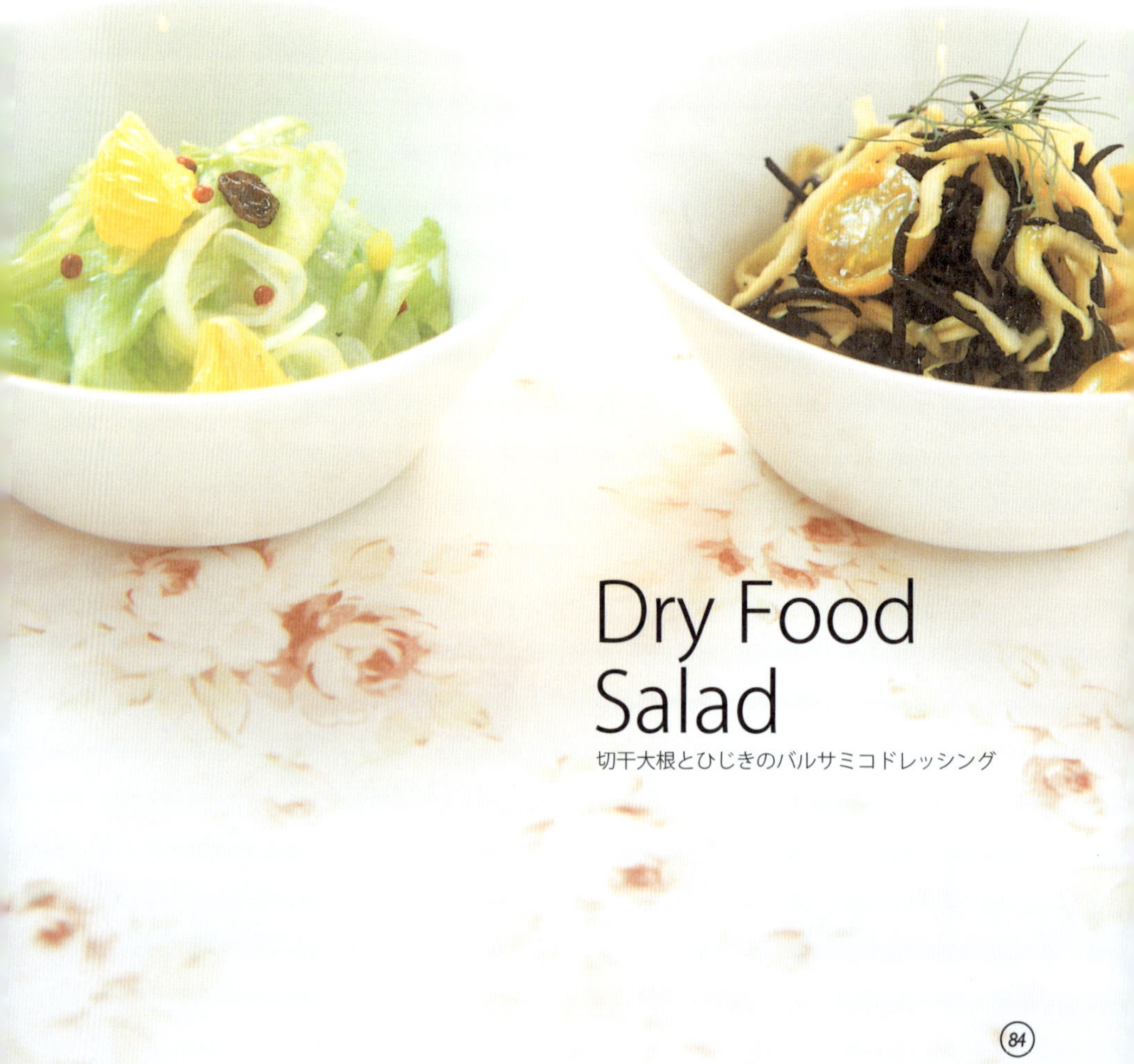

Dry Food Salad

切干大根とひじきのバルサミコドレッシング

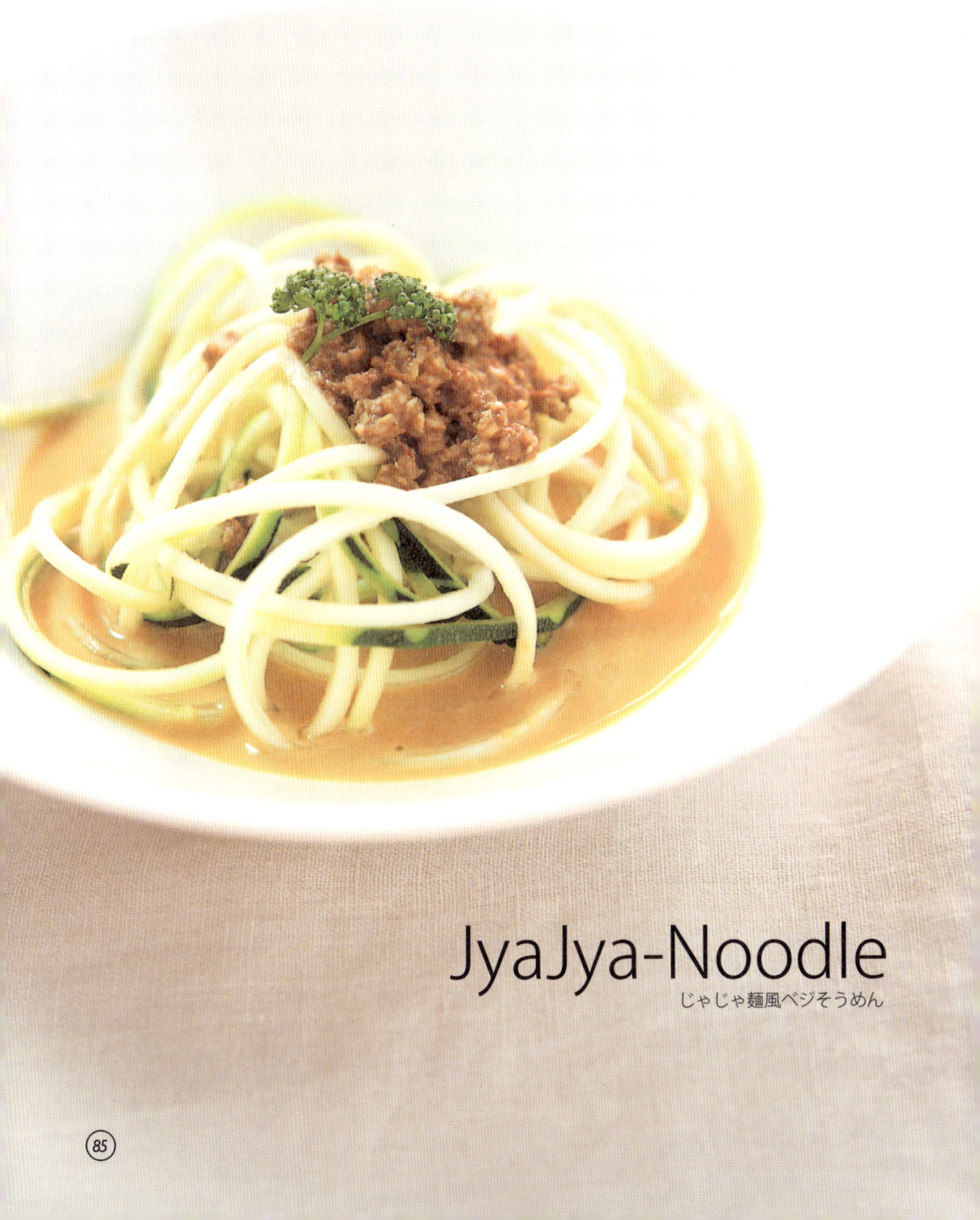

JyaJya-Noodle

じゃじゃ麺風ベジそうめん

Press Salad 玉ねぎとレタスのプレスサラダ

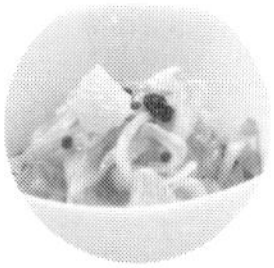

玉ねぎとドレッシングだけ多めに和えて、保存しておくと便利。
柑橘類は酸味の強いものを選ぶと相性がよいです

【材料（4人分）】

・玉ねぎ	1/2 個	**A ドレッシング**	
・レタス	1/2 玉	・オリーブオイル	大さじ 2
・夏みかん	1/2 個	・アップルビネガー	大さじ 2
・レーズン	大さじ 1	・ガーリックパウダー	小さじ 1
・ピンクペッパー（飾り用）	適量	・塩	小さじ 1

【作り方】

①玉ねぎは薄切りに、レタスはザク切りに、夏みかんは皮をむきひと口大に切る。レーズンは、水につけてやわらかくする。
②ドレッシングを作る。A の材料を混ぜ合わせる。
③ドレッシングの中に玉ねぎを入れて 10 分ほどおく。レタスを加え、上から重石をして 10 分ほどおく。
④夏みかん、レーズンを加えて混ぜ器に盛る。ピンクペッパーを飾る。

Dry Food Salad 切干大根とひじきのバルサミコドレッシング

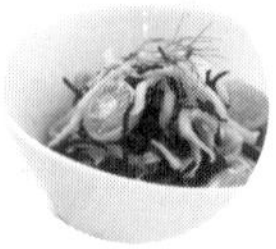

家にあるストックものだけでできるおかずサラダ。
バルサミコとひじきの塩加減がごはんにぴったり

【材料（4人分）】

・切干大根	30g	**A バルサミコドレッシング**	
・ひじき（乾燥）	10g	・バルサミコ	大さじ 1
・こしょう	適量	・オレンジ汁	大さじ 2
・プチトマト、フェンネル（飾り用）	各適量	・しょうゆ	大さじ 2

【作り方】

①切干大根とひじきは、それぞれ水で戻しておく。
②ドレッシングを作る。A の材料を混ぜ合わせる。こしょうで味を調える。
③②に水気をきった切干大根とひじきを入れて混ぜる。
④器に盛り、プチトマトやフェンネルを飾る。

JyaJya-Noodle

じゃじゃ麺風ベジそうめん

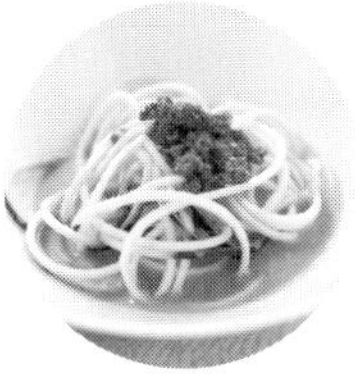

知らなかったら、普通のじゃじゃ麺と思ってしまうおいしさ！
肉味噌のコクも絶妙です。他の和え物などにもぜひ利用して

【材料（4人分）】		・くるみ（生）	30g
・ズッキーニ	2本	・長ねぎ（みじん切り）	5cm分
A ごま味噌スープ		・しょうが（みじん切り）	1片分
・ねりごま	大さじ2	・にんにく（すりおろし）	1/2片分
・味噌	大さじ2	・味噌	小さじ2
・しょうゆ	小さじ1	・ごま油	小さじ2
・だし汁	1カップ	・豆板醤	小さじ1/2
B 肉味噌風ベジミート			
・マッシュルーム	1/2パック	・塩・こしょう	適量

【作り方】

①水（500cc）にだし昆布（5×5cm1枚）を入れ、だし汁を作っておく。くるみは水に2～3時間ほどつけておく。

②ズッキーニは、専用のスライサーで麺状に切る。ない場合はピーラーなどでうすくむき、きしめん状にする。マッシュルームは4等分に切る。

③ごま味噌スープを作る。Aの材料をだまができないようによく混ぜ合わせる。

④ベジミートを作る。Bの材料をフードプロセッサーにかける。塩・こしょうで味を調える。

⑤器に③のスープを入れて、麺を盛る。上にベジミートをのせる。

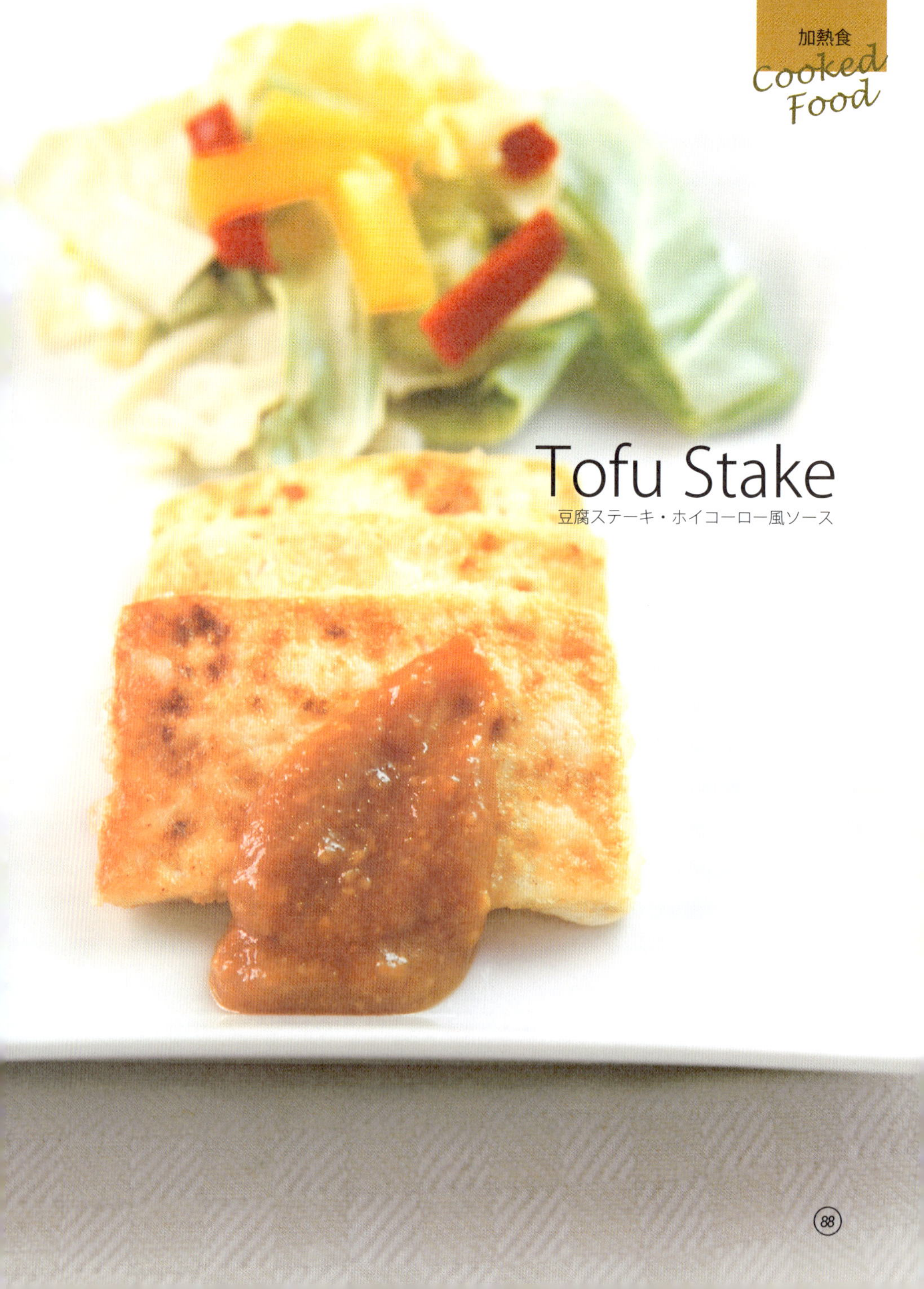

Tofu Stake

豆腐ステーキ・ホイコーロー風ソース

Couscous & Soybean Salad

クスクスと大豆のサラダ

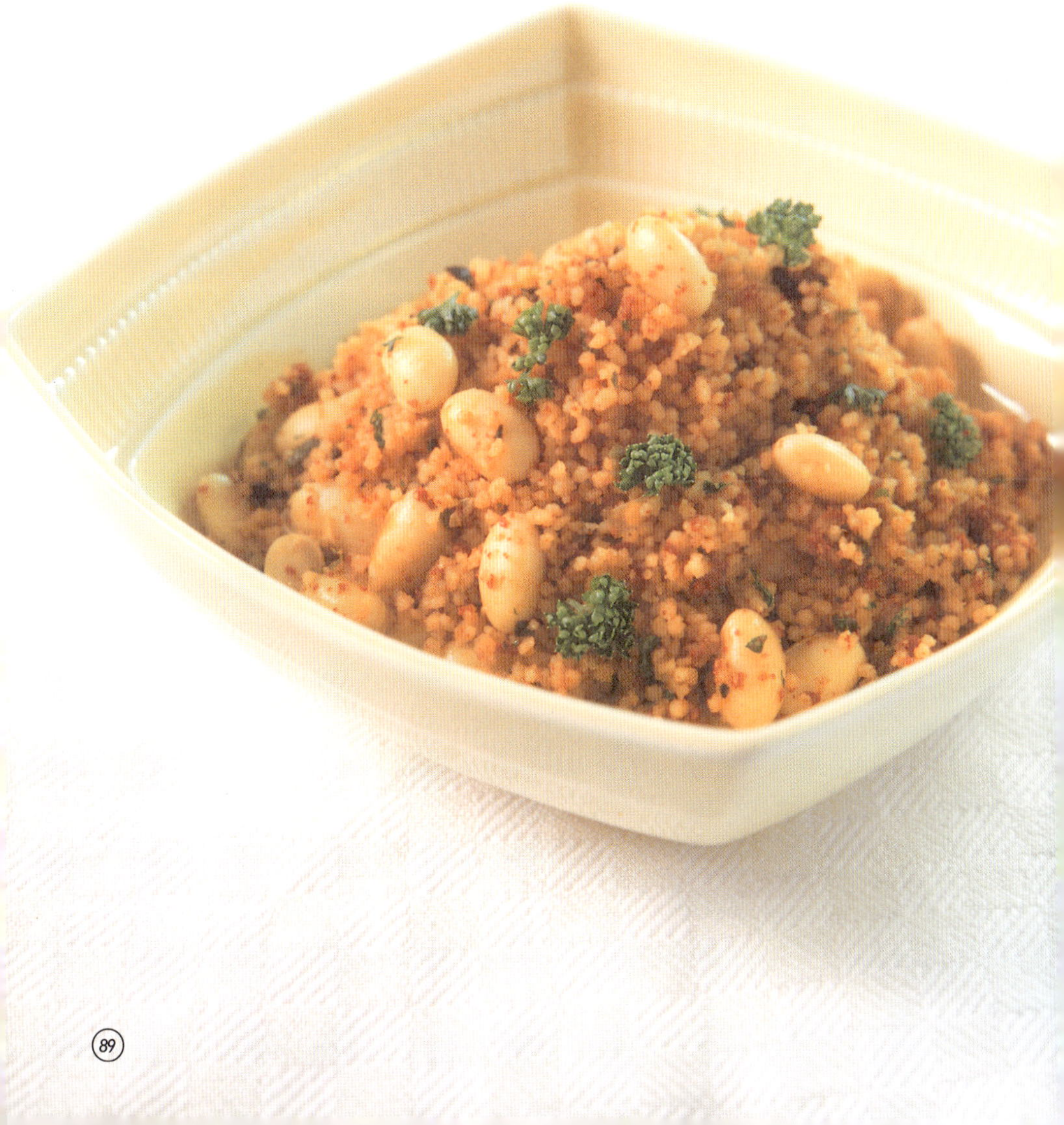

Tofu Stake

豆腐ステーキ・ホイコーロー風ソース

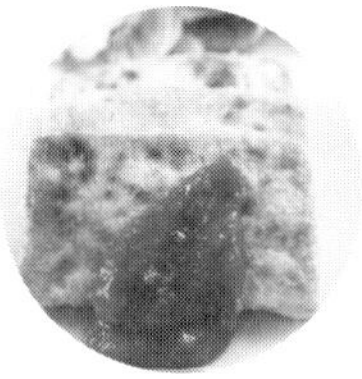

「ローフードって味気ない？」の思い込みも吹っ飛ぶ濃厚ソース。
どんな野菜とも相性よしです。からめてたくさん食べましょう！

【材料（4人分）】

・木綿豆腐	1丁
・キャベツ	4枚
・パプリカ（赤・黄）	各1/4個
A ホイコーロー風ソース	
・味噌	大さじ2
・ガーリックパウダー	小さじ1
・ジンジャーパウダー	小さじ1/2
・メイプルシロップ	小さじ2
・ごま油	小さじ2
・だし汁	大さじ2
・しょうゆ	小さじ1/2
・一味とうがらし	適量
・片栗粉	適量
・菜種油	適量

【作り方】

①キャベツは一口大に、パプリカは短冊切りにする。豆腐は水切りをしておく。
②ソースを作る。Aの材料を混ぜ合わせる。
③1cm幅程度に切った豆腐の表面に片栗粉をつけて、菜種油を熱したフライパンで、こんがりと焼く。
④器に豆腐をのせ、ソースをかける。キャベツとパプリカを添える。

Couscous & Soybean Salad

クスクスと大豆のサラダ

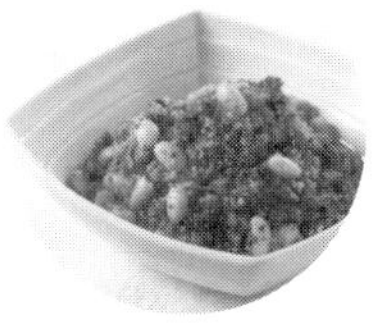

通常はアンチョビを入れるレシピを、梅干でアレンジ！
それが絶妙な塩加減です。大豆の歯ごたえも満足度に貢献

【材料（４人分）】		・エシャロット	１個
・大豆	1/2 カップ	・パセリ	ひとつかみ
・クスクス	1/2 カップ	・ケイパー	小さじ１
A サルサ・ブッタネスカ		・梅干	１個
・ドライトマト	大さじ２	・にんにく	1/2 片
・黒オリーブ	５個	・オリーブオイル	大さじ３

ドライトマト→

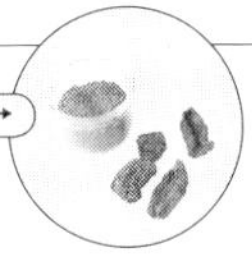

【作り方】

①大豆はひと晩水につけて、柔らかくなるまで煮る。
②クスクスはボウルに入れ、同量のお湯を注ぎ５分ほど蒸らす。
③サルサ・ブッタネスカを作る。ドライトマトは、ミルで挽く（または水で戻してみじん切り）。黒オリーブ、エシャロット、パセリ、ケイパーは、みじん切りに、梅干は果肉をたたく。にんにくは、ガーリックプレスでつぶす。
④③をボウルに入れて混ぜ合わせ、しばらくおいて味をなじませる。
⑤④に大豆、クスクスを入れてあえ、パセリ（分量外）を飾る。

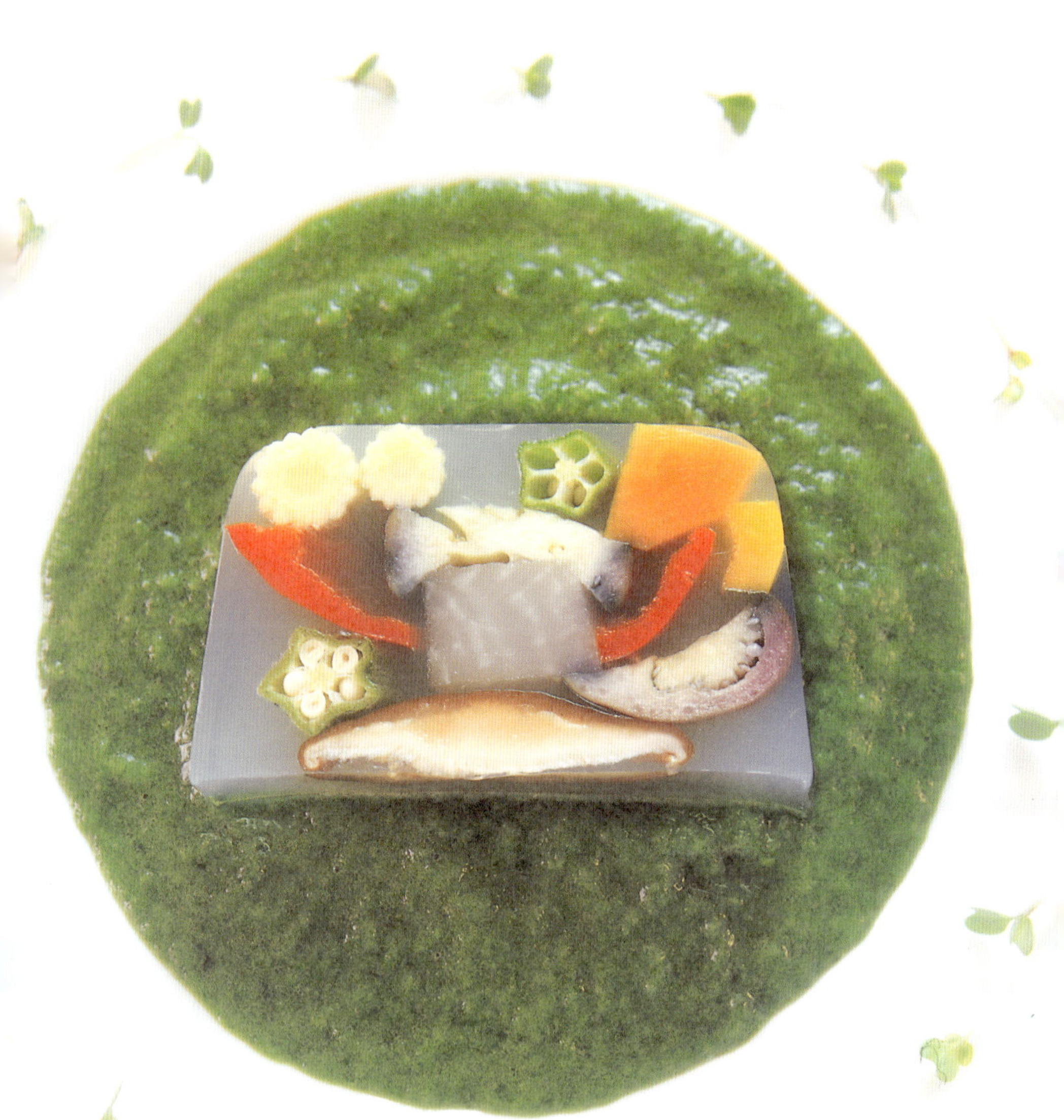

Vegetable Terrine

野菜のテリーヌ・グリーンソース

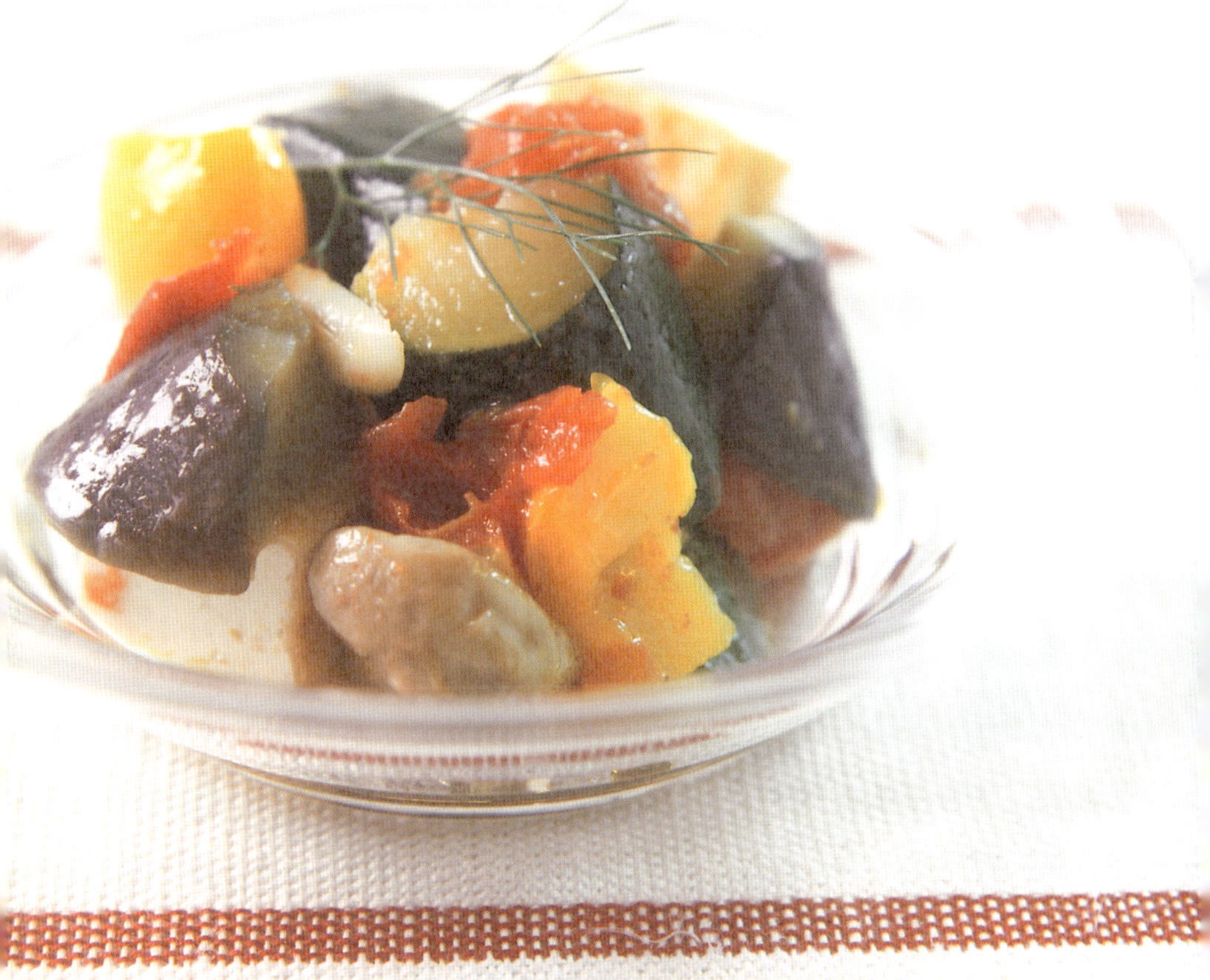

Caponata

夏野菜のカポナータ

Vegetable Terrine

野菜のテリーヌ・グリーンソース

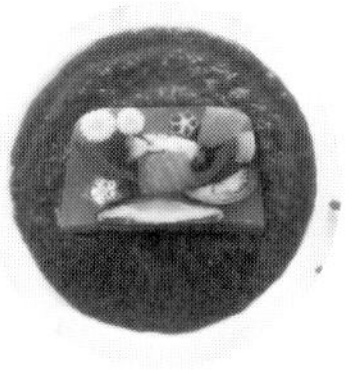

彩り豊かな美しいお野菜テリーヌ。おもてなしにもぴったり！
にんじん、パプリカをメインにした、レッドソースでもかわいい

【材料 (9×18×6cm テリーヌ型 1 台分)】

・大根	2 × 17cm	・こしょう	少々
・にんじん	1/2 本	・みりん	小さじ 1
・なす	1/2 本	・酒	小さじ 1
・オクラ	4 本	A グリーンソース	
・ベビーコーン	4 本	・きゅうり	1 本
・パプリカ（赤）	1/4 個	・ほうれん草	1 本（50g）
・しいたけ	2 枚	・ガーリックパウダー	少々
・だし汁	500cc	・だし汁	適量
・粉寒天	小さじ 2		
・塩	小さじ 1/2	・スプラウト（飾り用）	適量

【作り方】

①大根は 2cm 角に、型の長さより少し短めの棒状に切る。なすは縦半分に切る。にんじんは縦 1/4 に切る。パプリカ、しいたけは薄切りにする。オクラ・ベビーコーンは端を落としておく。
②鍋に野菜を入れて柔らかくなるまで煮る。
③別の鍋にだし汁、粉寒天、塩、こしょう、みりん、酒を入れる。寒天が溶けて沸騰してから 2 ～ 3 分煮る。ひと肌に冷ましておく。
④型に野菜を並べて上から③を注ぎ入れる。野菜が浮いてしまう場合は、つまようじでさし、上にお皿などで重石をする。粗熱が取れたら冷蔵庫に入れて冷やし固める。
⑤グリーンソースを作る。A の材料をミキサーにかける。加えるだし汁の量で固さを調節する。
⑥器に⑤のソースをしいて、切り分けた④のテリーヌをのせる。スプラウトでまわりを飾る。

Caponata

夏野菜のカポナータ

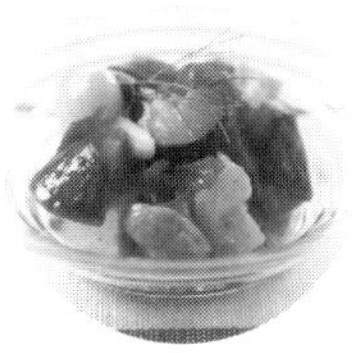

厚揚げの加わった、和風テイストのカポナータ。
こんにゃくを加えるのもおすすめです

【材料（4人分）】

・ズッキーニ	1本	・にんにく	1片
・なす	1本	・オリーブオイル	適量
・トマト	1個	・ベイリーフ	1枚
・パプリカ（黄）	1/4個	・鷹の爪	適量
・マッシュルーム	1/2パック	・塩	小さじ1/2
・厚揚げ	1/2枚	・こしょう	小さじ1/2

【作り方】

①ズッキーニとなす、パプリカは乱切りに、トマトは粗みじんに切る。マッシュルームは、半分に切り、にんにくは薄切りにする。厚揚げは8等分に切る。
②鍋にオリーブオイルとにんにくを入れ熱し、にんにくの香りがしてきたら鷹の爪を加える。
③ズッキーニ、なす、マッシュルーム、厚揚げを入れて軽く炒める。
④野菜に油が回ったらトマトとベイリーフを加えて、野菜に火が通るまで煮る。塩・こしょうで味を調え、フェンネルを飾る。

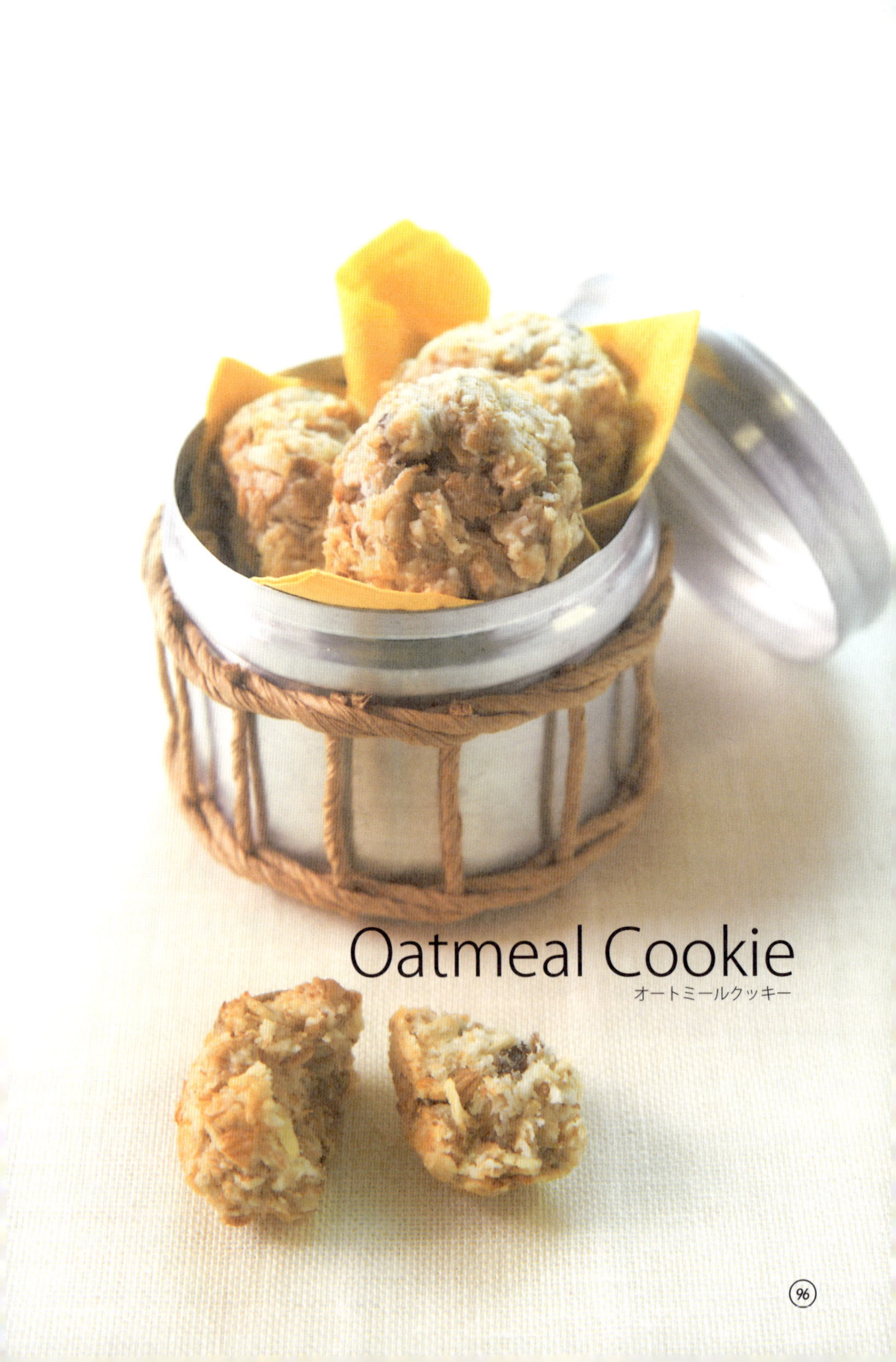

Oatmeal Cookie

オートミールクッキー

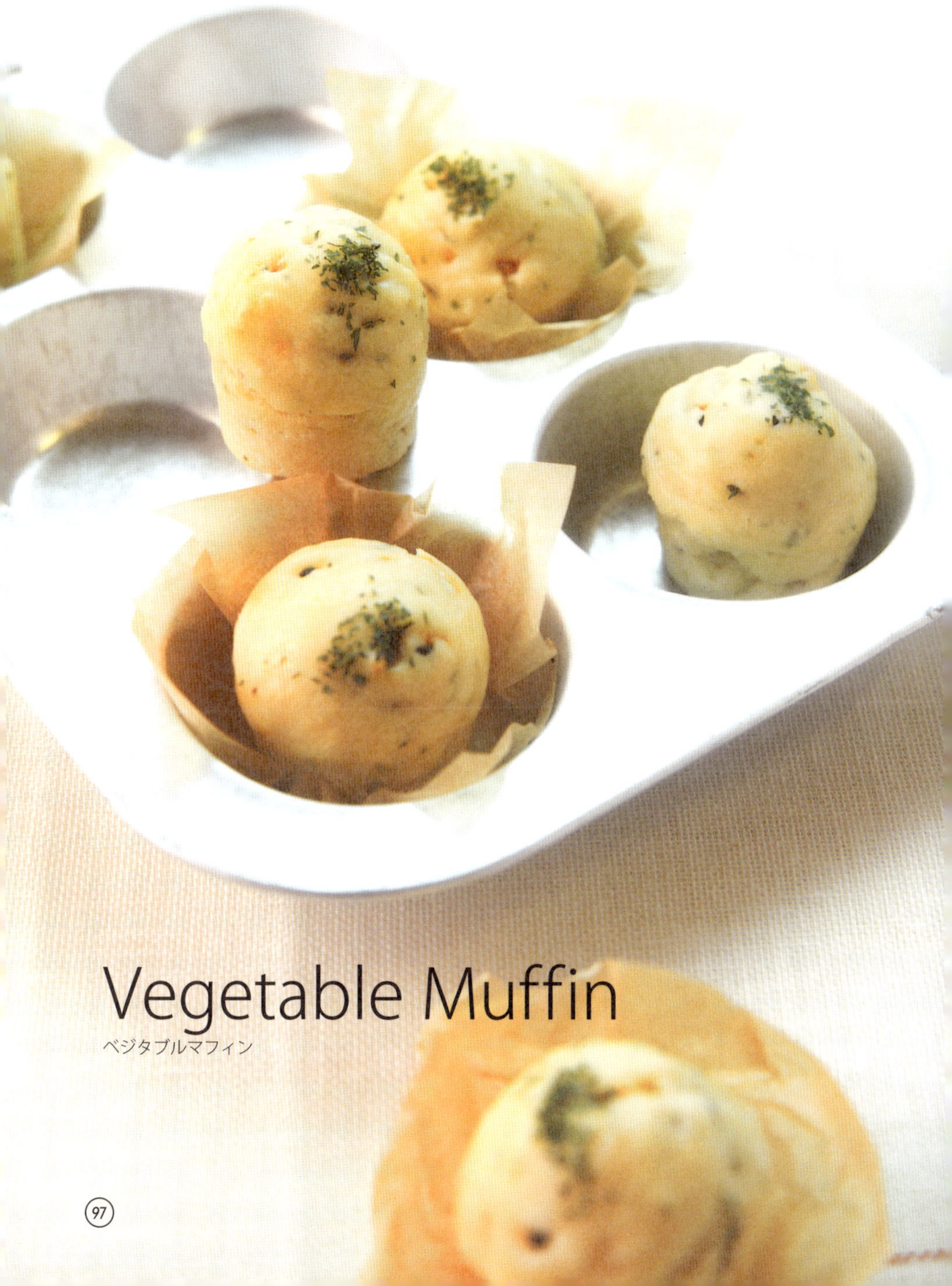

Vegetable Muffin

ベジタブルマフィン

Oatmeal Cookie

オートミールクッキー

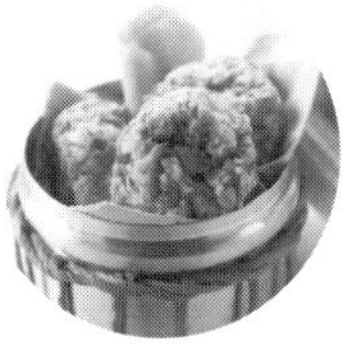

ごはんにおやつに、週末にたくさん焼いておけば一週間安心。
スパイシーな味がお好みなら、クミンシードを多めに

【材料（10 個分）】

A

・オートミール	60g
・アーモンド	40g
・ココナッツファイン	40g
・レーズン	40g
・薄力粉	50g
・ベーキングパウダー	小さじ 1/2
・クミンシード	小さじ 1

B

・メイプルシロップ	大さじ 3
・菜種油	大さじ 4

【作り方】

①地粉とベーキングパウダーは合わせてふるう。アーモンドは細かく砕く。
② A の材料をボウルに入れ混ぜ合わせる。
③ B を②に加え、ゴムべらで混ぜる。
④③を 10 等分に分けて丸める。ラップを使って、茶巾しぼりのようにすると簡単。
⑤ 180 度に余熱したオーブンで 12 ～ 15 分焼く。焼き上がりはやわらかいので、冷めてから移動させる。

Vegetable Muffin

ベジマフィン

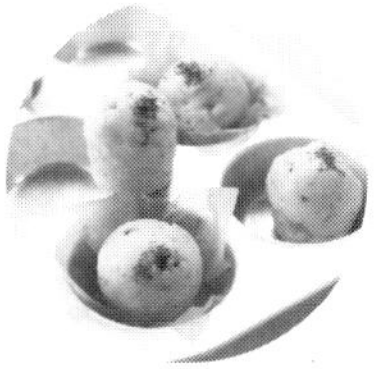

小さいなあ、お腹もつかな？の心配まったく無用です。
野菜は何でも余ったものを彩りよく入れて

【材料（直径 4cm マフィン型 10 個分）】

・黒オリーブ	5 個	・塩	小さじ 1/2
・プチトマト	1 個	B	
・ドライパセリ	小さじ 1/4	・菜種油	50cc
A		・豆乳	100cc
・薄力粉	160g	・メイプルシロップ	大さじ 1
・ベーキングパウダー	小さじ 1/2		
・ガーリックパウダー	少々		

ベーキングパウダー→

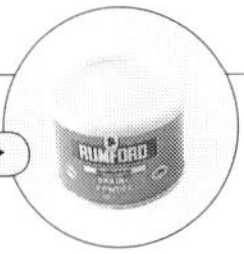

【作り方】

①黒オリーブ、プチトマトはみじん切りにする。
② A を合わせてふるう。
③②に B を加えてさっくりと混ぜる。粉が見えなくなったら、①を加えて軽く混ぜ合わせる。
④③の生地を型に入れて、ドライパセリをトッピングする。
⑤ 170 度に予熱したオーブンで 12 ～ 15 分焼く。

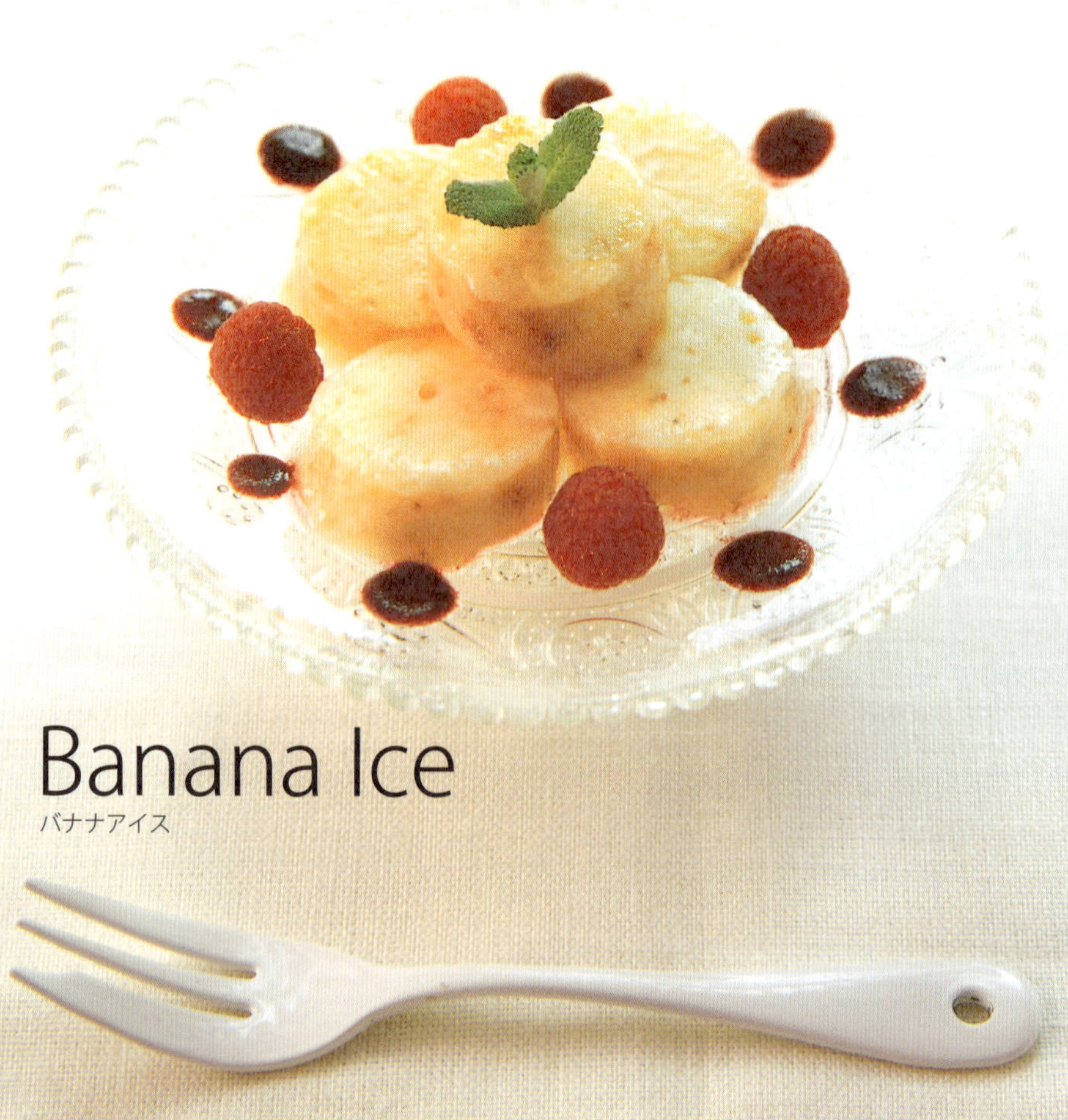

Banana Ice

バナナアイス

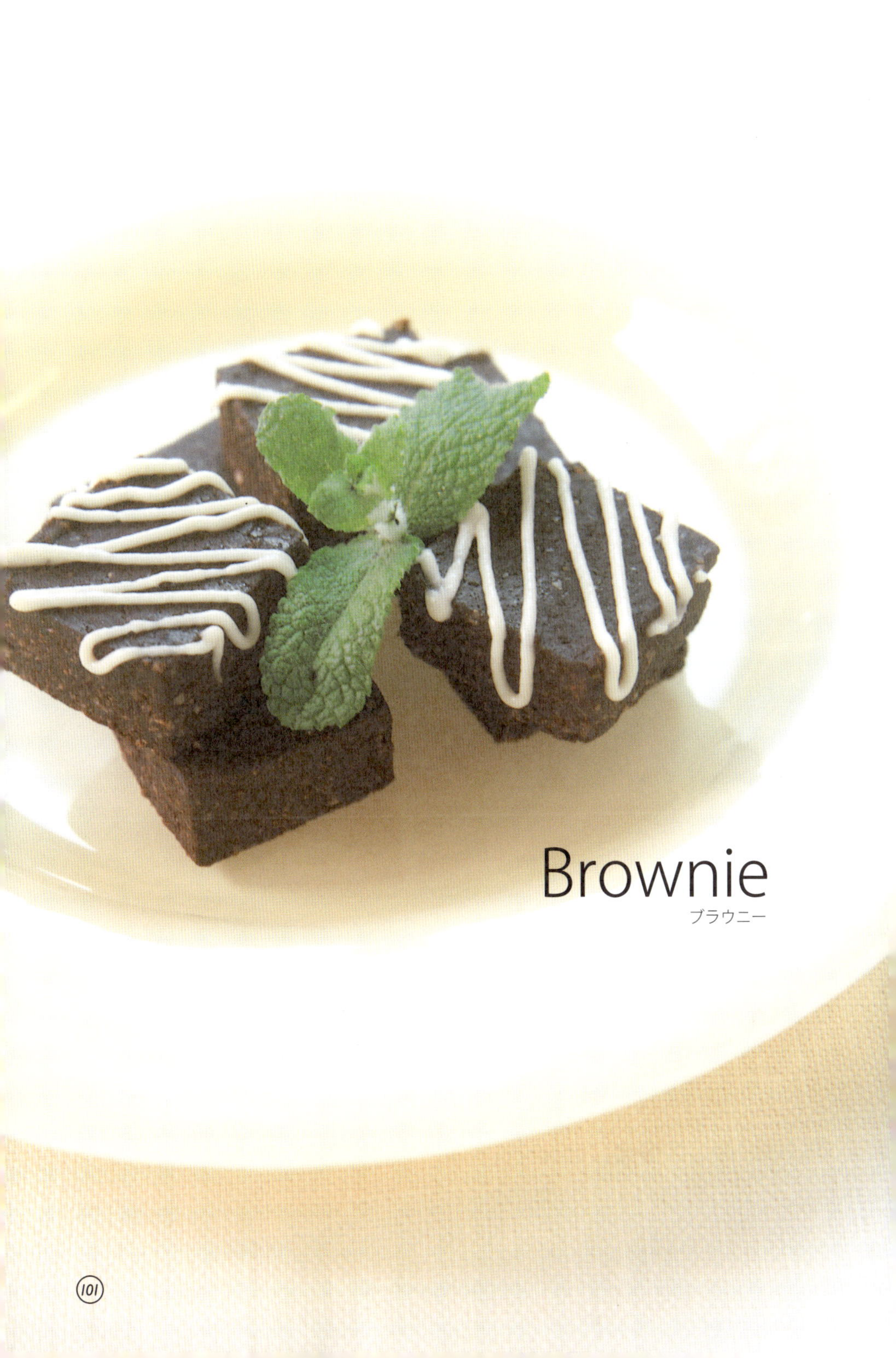

Brownie
ブラウニー

Banana Ice

バナナアイス

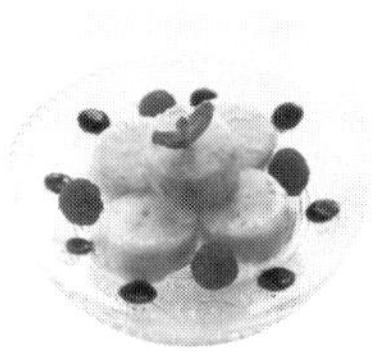

甘いものがほしくてたまらない日のために、
冷凍庫にいつもキープしたい。バルサミコの酸味が絶妙です！

【材料（4人分）】

・バナナ　2本
・レモン汁　小さじ2
A ベリーソース
・生ブルーベリー　30g
・バルサミコ酢　小さじ1
・メイプルシロップ（お好みで）　小さじ1
・ラズベリー、ミント（飾り用）　適量

【作り方】

①バナナはつぶして、レモン汁を混ぜる。平たくして冷凍庫で冷やす。
②ソースを作る。ブルーベリーをフォークなどでつぶし、バルサミコ酢を加える。甘さが足りない場合は、メイプルシロップを加える。
③クッキー型などで丸く抜いて器に盛りつける。ラズベリーとミントを飾り、ベリーソースを添える。

Brownie

ブラウニー

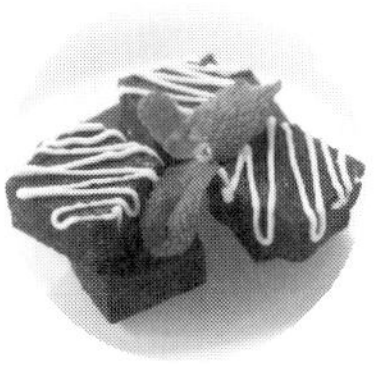

本当に焼いてないの？と思う香ばしさとしっとり感。
定番になること間違いなしの新食感おやつです

【材料（12×12cm 1枚）】

・くるみ（生）　100g
・デーツ（ナツメヤシの実）　40g
・ココアパウダー　20g
・バニラエッセンス　小さじ 1

カシュークリーム
・カシューナッツ（生）　30g
・水　適量

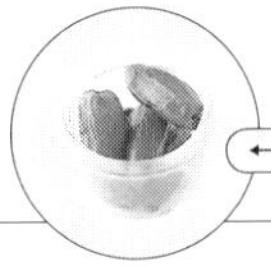

【作り方】

①くるみは水にひと晩つけてから、完全に水分が飛ぶまで乾燥させる。デーツは、4等分に切り水につけて柔らかくする。
②くるみ、デーツ、ココアパウダーをフードプロセッサーにかける。なめらかになってきたら、バニラエッセンスを加える。油が分離するまでかけすぎないこと。
③ラップに②を包み、上から麺棒で 12×12cm くらいに伸ばす。ひと晩冷凍庫で冷やす。
④クッキー型などで四角に抜く。
⑤カシュークリームを作る。カシューナッツは、水に 2 ～ 3 時間つける。
⑥水をきってカシューナッツをミキサーにかける。ミキサーが回るくらいに水を加えて、なめらかになったらできあがり。しぼり袋に入れて④のブラウニーを飾り、ミントの葉（分量外）をあしらう。

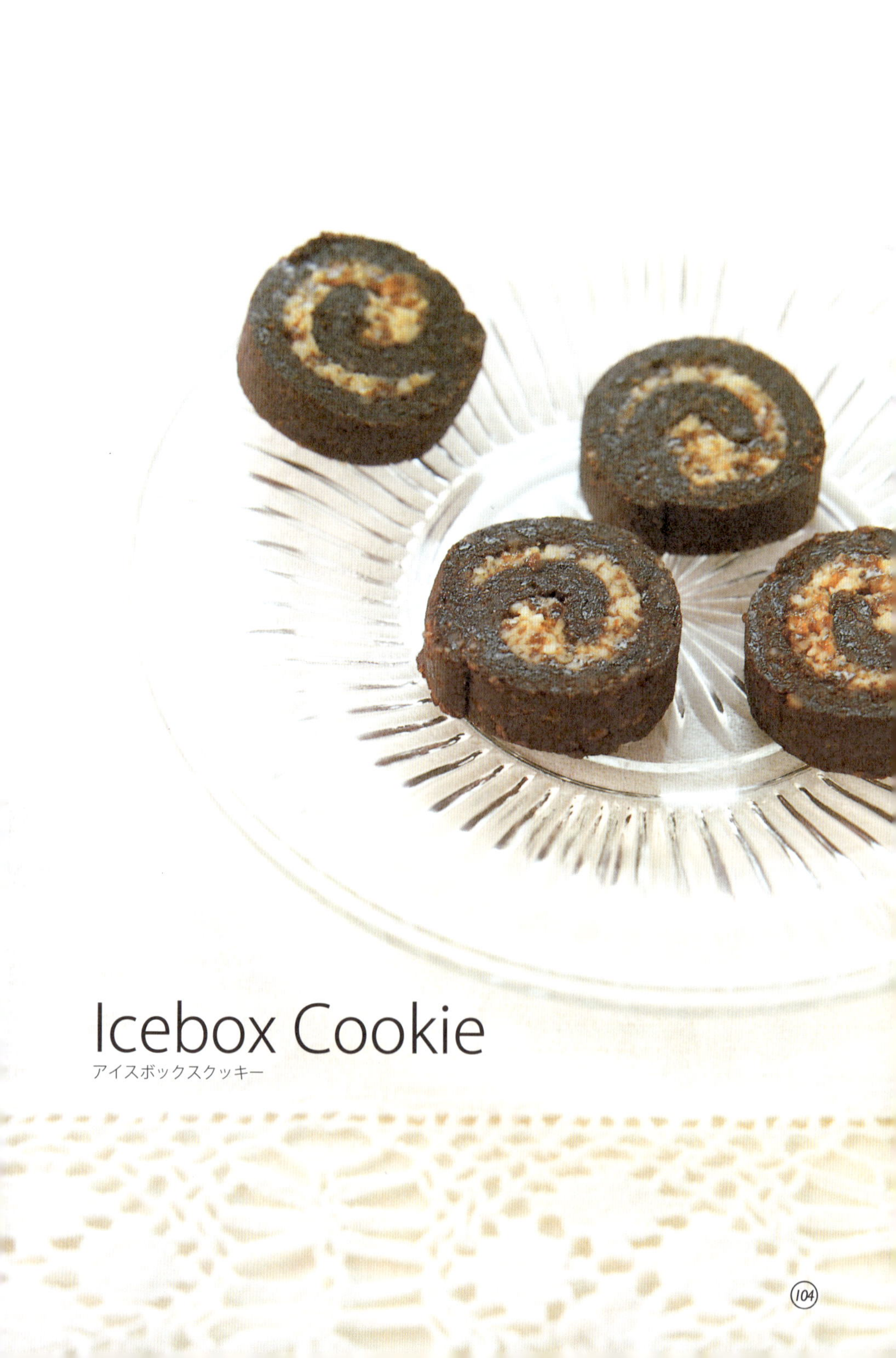

Icebox Cookie

アイスボックスクッキー

Fruit Bar

フルーツバー

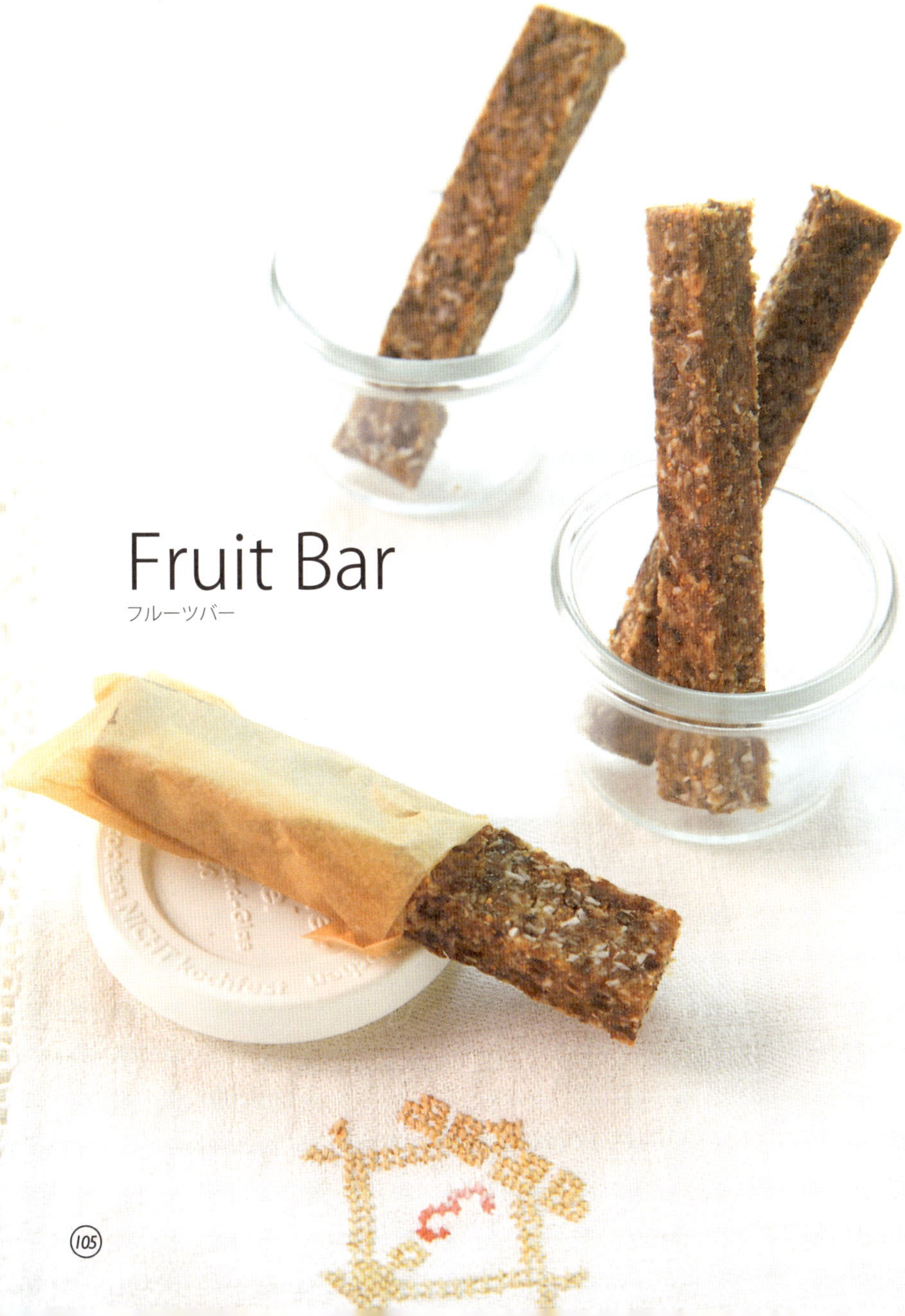

Icebo × Cookie
アイスボックスクッキー

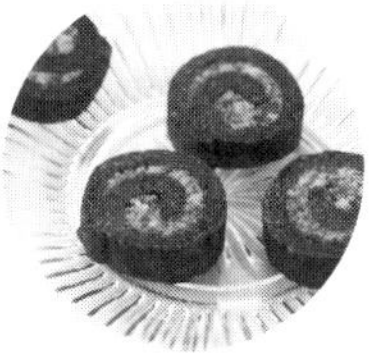

甘味料ゼロ！　ドライフルーツの甘みだけでできてます。
たくさん食べたいのに、一枚で十分満足してしまうリッチな味

【材料（直径 3cm 8 枚分）】

A		・シナモンパウダー	ひとつまみ
・ピーカンナッツ	40g	B	
・デーツ	80g	・松の実	50g
・ココアパウダー	35g	・レーズン	30g
・レーズン	60g	・バニラエッセンス	小さじ 1

【作り方】

①ピーカンナッツは水にひと晩つけてから、完全に水分が飛ぶまで乾燥させる。デーツは水につけて柔らかくし粗みじんに切る。

② A、B の材料をそれぞれなめらかになるまでフードプロセッサーにかける。油が分離するまでかけすぎないこと。

③ラップの上に A を広げて 15×20cm くらいに伸ばす。

④別のラップに B を広げて A よりひと回り小さく伸ばす。

⑤ A の上に B をのせてラップをはがし、端からくるくると巻いていく。

⑥冷凍庫で冷やし固めてから、切り分ける。

Fruit Bar
フルーツバー

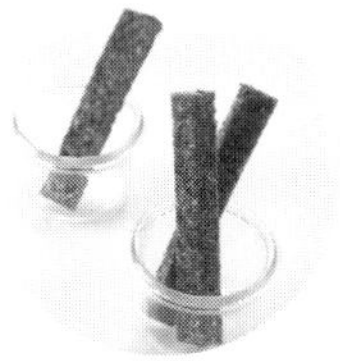

おやつどころか、ごはんにもなりそうなボリュームのバー。
いつも持ち歩いて、元気をつけたいときにすぐ食べたい

【材料(2×10cm　5本分)】

・プルーン	40g	・オレンジ汁	大さじ1
・レーズン	50g	・ココナッツファイン	30g
・ドライいちじく	40g		

【作り方】

①プルーンは４等分に切る。ドライいちじくも、４等分に切る。
②オレンジ汁以外の材料をフードプロセッサーにかける。
③オレンジ汁を少しずつ加える。生地が柔らかくなりすぎた場合は、ココナッツファイン（分量外）を加えて調節する。
④③をラップに包んで四角にまとめる。冷蔵庫に２～３時間入れて冷やす。
⑤食べやすい大きさに切り分ける。

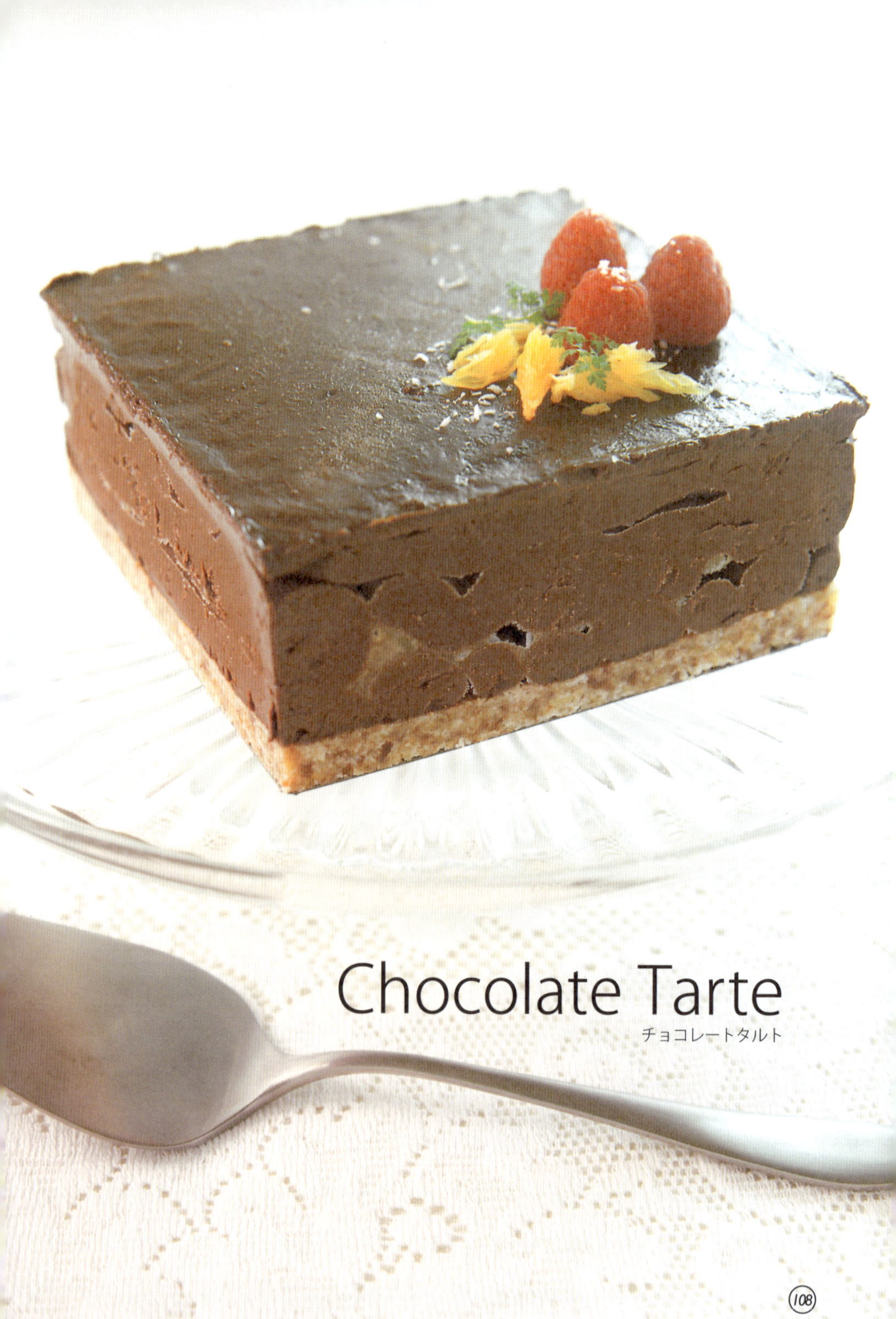

Chocolate Tarte

チョコレートタルト

Fruit Tarte
フルーツタルト

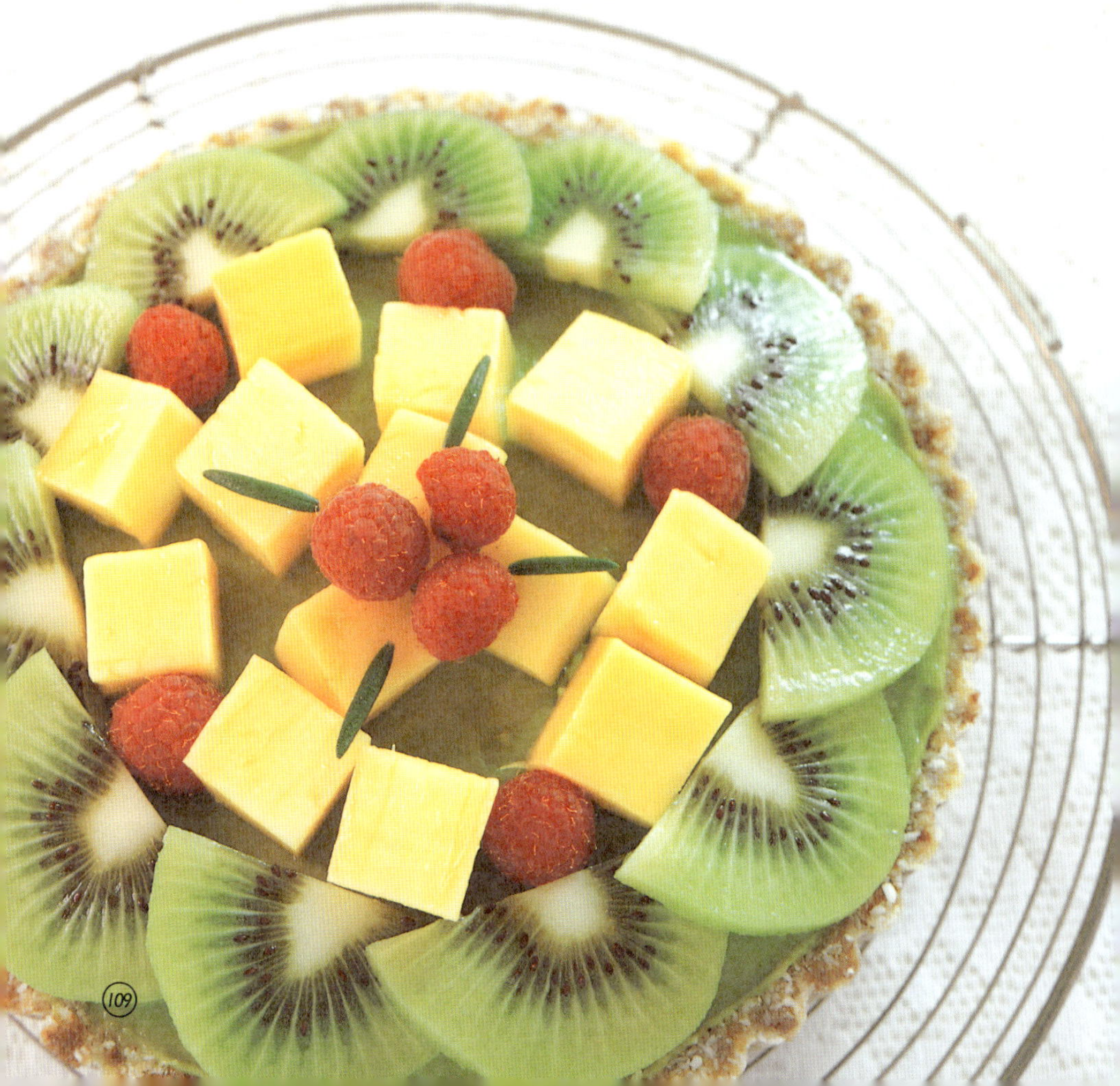

Chocolate Tarte

チョコレートタルト

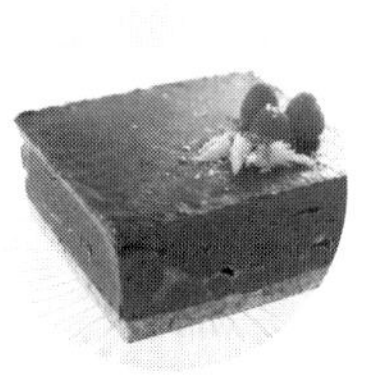

アボカドクリーム＋ココアパウダーでできるチョコケーキ！
とてもローフード素材だけとは思えない本格的な味わいです

【材料（12×12cm スクエア型）】

A クラフト

- ココナッツパウダー　50g
- くるみ（生）　100g
- デーツ（ナツメヤシの実）　50g
- 塩　ひとつまみ
- オレンジの果肉　適量
- ラズベリー、オレンジなど（飾り用）　適量

B アボカドクリーム

- アボカド　2個
- ココアパウダー　30g
- メイプルシロップ　1/2 カップ
- バニラエッセンス　小さじ 1

【作り方】

①くるみは水にひと晩つけてから、完全に水分が飛ぶまで乾燥させる。アボカドは半分に切って、種を取り乱切りにする。デーツは水につけて柔らかくし細かく切る。
②クラフトを作る。A の材料をフードプロセッサーにかける。指でつまめるくらいの固さになったら型に入れて、手で押し固める。
③アボカドクリームを作る。B の材料をフードプロセッサーにかける。クラフトをしいた②の型にアボカドクリームを入れる。間にオレンジの果肉を入れる。
④冷凍庫で 2 時間ほど冷やし固める。好みのフルーツを飾る。

Fruit Tarte

フルーツタルト

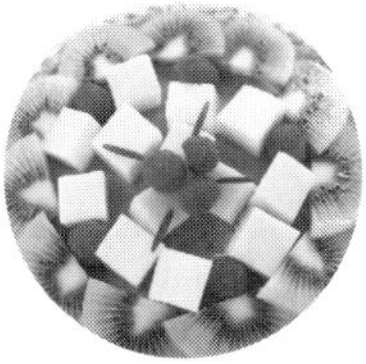

アボカドでここまで満足できるクリームができるなんて。
ココナッツとくるみのしっかりクラフトもおいしい！

【材料（直径 18cm タルト型）】

A クラフト

・ココナッツパウダー	70g
・くるみ（生）	100g
・レーズン	50g
・ココナッツバター	小さじ 1
・塩	ひとつまみ

B アボカドクリーム

・アボカド	2 個
・レモン汁	1/4 カップ
・アガベ（メイプルシロップ）	1/2 カップ
・キウィ、マンゴー、ラズベリー（飾り用）	適量

【作り方】

①くるみは水にひと晩つけてから、完全に水分が飛ぶまで乾燥させる。アボカドは半分に切って種を取り乱切りにする。
②クラフトを作る。A の材料を、指でつまめるくらいの固さになるまでフードプロセッサーにかける。タルト型に油を薄く塗り、まず半量をタルト型の底にしきつめ、手で押し固める。底が固くなったら残りの半量を横の部分に手で押し固める。
③アボカドクリームを作る。B の材料をフードプロセッサーにかける。
④クラフトをしいた②のタルト型に③のアボカドクリームを入れる。
⑤冷凍庫で 2 時間ほど冷やし固める。好みのフルーツを飾る。

Q 生のものばかり食べて、体は冷えませんか？ お腹を壊すことはないのですか？

A 普通の食事からローフードに食事を変えると、不快な症状が現れることがあります（鼻水、鼻づまり、下痢、便秘、肌荒れ、冷えなど）。よい食事に変えたのに、悪くなってびっくりするかもしれませんがこれは「ヒーリング・クライシス」と呼ばれる好転反応です。体がクレンジングとデトックスを開始したサインでもあります。食事を変えたことで、今までの欧米型の食習慣でたまった毒素を、掃除するエネルギーの余裕ができたのです。

精製したものをできるだけ避けて、植物を中心とした食事を続けることによって、症状も治まってきますので、心配ありません。

Q ローフードなら、どれだけ食べてもいいのですか？ カロリーは気にしなくていいの？

A 1カロリーは1gあたりの水を1度上昇させるために必要な熱量を指します。必要なカロリーは人によっても違いますし、生か加熱かなど調理法でも違います。同じ1カロリーでも、脂肪の1カロリーと野菜の1カロリーでは意味が違います。それは、カロリーのほかに含まれている栄養素が違うからです。

ローフードでは「何カロリーあるか？」という視点よりも、「何を食べるか？」のほうが重要と考えます。もし、カロリーが気になるのであっても、そもそもローフードで使う食材はカロリーが低いものが多いので大丈夫！

Q 果物は太る、って聞いたのですが。ナッツはカロリーが高いし、やはり太るのでは？

A 自然の果物に含まれている糖と、白砂糖とは一緒にできません。同じように、生クリームや脂身などの脂肪とナッツに含まれている脂肪とは違います。

「空のカロリー」しかないもの（脂身や白砂糖、精製された穀物）ばかり食べていると、体は、代謝に必要な栄養素を、体自体を壊して作ってまで、代謝しようとします。しかしそれでも足りないと、それから先に進めません。こうしてエネルギーになれなかった脂肪や糖分は、脂肪細胞に脂肪として取り込まれてしまいます。

その点、果物、ナッツは代謝に必要な微量栄養素を自ら含んでいるので、きちんとエネルギーに変わるため、太ることはありません。

Q ローフードでいいとされるものばかりでは、栄養は偏りませんか？

A まったく問題ありません。

「野菜だけだとたんぱく質不足にならない？　カルシウムは大丈夫？」と心配される方もいます。しかし、たんぱく質はバナナや豆、アブラナ科の植物やナッツに含まれています。

カルシウムも、小松菜や海藻に多く含まれています。日本人は長い間、植物を中心とした、「プラントベース」の食事で生命をつないできました。ほんの半世紀前ですら、お肉を食べるのはお祭りや結婚式など年に数回しかありませんでした。今のような食事ができるようになってからのほうがずっと短いのです。

ローフードダイエット　よくある質問 その2

Q 私はどうも肉を食べないと元気が出ないような気がします。それでも食べないほうがいいのでしょうか。

A 肉を食べたからといって、スタミナがつくわけではありません。単なるプラシーボ（思い込み）効果です。

たんぱく質の消化には多大なエネルギーを消費します。そのため、筋肉の活動を持続させたり、集中力を保つエネルギーが消化にとられてしまうのです。

よく、大切な試験や試合の前に「カツ料理」を食べる方がいますね。語呂はいいのですが、消化にエネルギーをとられてしまい、頭脳や筋肉にエネルギー供給不足が起きかねません。

高いパフォーマンスをあげるには、いかに消化を楽にするかがポイントです

Q ローフードは体に合っているようです。いっそ100％ローフードだけのほうがいいのでしょうか。

A リコピンやカロテンのように加熱して栄養価が増すものもありますので、100％ローフードの食生活はおすすめしません。また南国でしたら1年中、ローフードでもいいのですが、日本は四季のある国。冬にはサラダよりも、おでんのほうが食べたいでしょう。

気候との兼ね合いも考えて、季節ごとにローフードの割合を変えてみるくらいが自然だと思います。

Q ローフードを食べるのをやめたら、体重は戻りますか？

A ローフードを含んだよい食事をすると、その人の適正体重に落ち着きます。多少、羽目を外してもすぐに元に戻すことができるようになります。それは、代謝のよい体になったので太りにくくなったからです。しかし、それをよいことに「普通の食事」を続け、体の処理能力を超えてしまうと、やはり太ります。

Q ローフード生活をしていて、カルシウムは十分足りるのでしょうか。牛乳も飲まないし…。

A 「カルシウム補給＝牛乳」は神話になっています。ですが、実際カルシウムはひじきや小松菜など、野菜や海藻にも多く含まれています。含有量で言えば、ひじきは牛乳の14倍です（「新食品成分表」〈文部科学省〉より）。カルシウム不足になるということは、まずありません。

また、人は年齢とともに乳糖（牛乳に含まれている糖）を分解するラクターゼ酵素の働きが低下します。分解されない乳糖は腸内発酵を起こすため、お腹がゴロゴロしたり悪玉菌が増えたりします。実に日本人の95％が乳糖を分解できない「乳糖不耐症」と言われているくらいなのです。カルシウムは野菜や海藻から摂ったほうが日本人の体には合っています。

食べ物は「自分が送る、体へのメッセージ」

「私が何を食べるか」は、「私が、自分のことをどう思っているか」と深い関わりがあります。

食について学び、多くの人の食生活に関わるようになった現在、よく感じることです。

「食事は適当にすませればいいや」「何でもいいから食べたい」

人がそんな風に思ってしまうとき、時間のなさ、忙しさをいいわけにして、実は本当の自分と向き合いたくない、見るのが怖い、そんな気持ちが働いているのではないでしょうか。

実際、私にもそういう時期がありました。

昔は私もストレスがかかると甘いものに走るタイプで、毎日のようにチョコレートやケーキを食べていました。食欲のコントロールなど、まったくできていませんでした。そのころの私は、自分というものに、まったく自信が持てなかったのです。会社を辞めて次に踏み出したくても、

「どうせだめ」「私には無理」と心のどこかであきらめていました。

でも、人の心と体、食事の関わりについて知るにつれ、私は変わりました。

「特に女性にとっては、自分が自分をどう思うか？という〝セルフイメージ〟は容姿から発することが多く、他人がどう感じるかよりも、自分が自分をどのように感じているかが非常に重要である。自分が美しいと思えば力になり、醜いと思えば弱みになる。つまり裏を返せば、自分のイメージは自分自身で作ることができるのだ」

ということを、学びの中で知ったのです。

私は、食べ物は「自分自身から送る、体へのメッセージ」だと感じています。

たくさんの食べ物がある中で、何を食べるかの選択は、もはやその人の知性の領域。

人は選んでものを食べています。

「体にいいものを食べて、体をよくしたい、やさしくしたい」と思って食べれば体はこれに応えてくれるし、

「食べる間も惜しいから、適当に買ってきて食べよう」と思えば、そういう体になります。

もともと食べることは大好きでした。その好きなことで、自分自身を変えていくことができる。

そこに強い魅力を感じたのも、学び始めたきっかけです。

実際、ローフードを実践するようになって、私も体が大きく変わるのを感じた一人です。体重も大幅に落ちましたし、しっかり食べても太らなくなりました。何より肌の調子がよくなったのはうれしかったです。

やはり女性ですから、外見によい変化があったことは大きかったのですが、何より、

「自分が意識して体に送ったメッセージが、伝わった」

と実感できたことが私に自信をくれました。変化は、決心すれば自分で起こせるのです。

そして他の人にも、この経験を、この実感を受け取ってほしいと考え始めました。

体はいつも私たちに忠実です。

今の体は、これまでのあなたが体に送ってきたメッセージの表れなのです。

そう考えると…ちょっと、食事に向ける気持ちが変わってきませんか?

食べたいもので、あなたの心の状態もわかる

私たちは食べ物を通して体に栄養を、そして心にエネルギーを取り入れます。人は、食べ物の持つ栄養素だけでなく、目には見えない、生きるためのエネルギーも、食べ物から取り入れたいと考えているように思います。それを心の栄養としているのです。

体の欲求だけでなく、「心が求めるから食べる」。そういうことってありますよね。

逆にいえば、あなたが今どのような食べ物を欲しているのかをチェックすると、心の状態も観察することができるのでないかと私は考えます。

「食べたいものは、今あなたに足りていないもの、強く必要としているもの」

そう思ってものを食べ始めると、自分の奥深いところに触れるのも、案外難しくないのかもしれません。

●甘いものが食べたいとき

「甘いものが食べたい！」疲れたときに、特にそう思いますよね。

英語で〝a little treat〟（リトルトリート）とは「ちょっとしたご褒美」という意味。ご褒美とは大体、チョコレートやクッキーなどちょっとした甘いものです。

甘いものとは「人、自分に対しての優しさ」の象徴であり、甘さは「寛容さ、甘え、なぐさめ」

を感じさせ、「おいしい！」と強く感じる、幸福感の味覚でもあります。

ただ、甘みを必要以上にほしがる場合は問題です。

こんなに頑張っているのに、認めてもらえない。イライラする。さみしい。

そんな承認や優しさを求めているときに、人はつい甘いものを口に運んでしまいます。自分の中に優しさが足りていないために、甘いもので不足分を満たそうとしています。

ふと、甘いものを食べすぎていると気がついたときは、自問してください。

「自分が本当にほしいものは何だろう？」と。

そして「誰かに優しくしてほしいのだ」と思ったら、まずは自分で、心地よくなる方法を探してください。自分をいたわってあげる方法を見つけてください。

甘さをほしくなったら、同じ甘みでも、白砂糖ではなくメイプルシロップや黒砂糖、甜菜糖などの甘みを自分にあげてください。白砂糖の甘さはあくまで人工的なもの。自然のやさしさはありません。そこには

「自分は安っぽい、中身がない、他人に依存したい、混乱させて困らせたい」

そんなメッセージが含まれているように思います。

あなたはそんな安っぽい人ではありませんから、ふさわしい甘みで優しさを表しましょう。

●塩からいものが食べたいとき

塩を求める気持ちは、心のどんな状態を表しているのでしょう？

塩をふると、野菜は「しなっ」とします。水分が抜けるからですね。

塩が必要だなと感じるとき、あなたの中に野菜から水分を搾り出すように、何か捨てたいものがあるのではないでしょうか？ それはイライラの感情であったり、悲しみの感情であったりするかもしれません。心のデトックスを、塩は助けてくれます。

暑いときには、少量の塩と水を一緒に飲むことでミネラルがとれ、熱で弱った体の疲れもとれますし、心をもしゃきっとさせるパワーがあります。

「不要なものは捨てて、新しい自分になりたい」そんな心のささやき。

塩味を通して心が訴えているものを見つめ、本当に望むものを探しましょう。

●すっぱいものが食べたいとき

すっぱさを求めるとき、人は、切ない気持ち、鋭い痛みを伴うような心の傷を隠し持っているように感じます。その気持ちが表面に出てこようと、癒されたいとあなたに訴えかけているのではないでしょうか。

また、自分の奥底にある気持ちを知りたいときには、レモンなどの柑橘系の味を体に送ってみましょう。酸味は体も心もすっきりさせます。もやもやしたものを吹き飛ばして、気になっていること、問題点をシンプルにしてくれる働きも感じます。

●刺激物（スパイス、カフェイン）がほしいとき

刺激物はあなたが現状に変化を起こしたいと考えているときに求める味覚です。

「このごろ、ランチはカレーが多い」「タバスコをたくさんかけてしまう」

そんな場合は、変化したい、刺激を与えたい、と心がサインを送っています。一つ、壁を越える時期にきているのかもしれませんね。

「私はどんな風に変化したいのか？」と考え、その変化を受け入れる決心をしましょう。

また、誰かに不満や怒りを隠してはいませんか？　怒りを認めないで、食べるもので表現している可能性もあります。

ネガティブな怒りの感情と向き合うのはつらい作業です。自分がこんな気持ちを持っていたなんて、と愕然とするかもしれません。しかし、「ある」と認めると「さよなら」できます。認めてもらっただけで、ネガティブな怒りの感情は満足して、すーっと消えていきます。心に聞いてみましょう。「何かに怒っているの？」って。

●肉がとても食べたいとき

肉の持つエネルギーをたくさん取り入れるとき、あなたの中の攻撃性や怒り、恨みの気持ちといった、負の感情が増長される傾向があります。

動物も命を持っていました。当たり前のことですが、切り身やスライスのお肉からは想像しづらいでしょう。

命は命によって、バトンを受けつないでつながっていきます。あなたの食事も、太古の昔から未来につながる「命のバトンリレー」の一部です。

動物はとても賢く、屠られる前に自分がこれからどうなるか知っています。そのときの恐怖感は相当なものでしょう。その感情はアドレナリンを分泌させ、体内を駆け巡ります。

オーストラリアに住む先住民アボリジニは、食料が必要なときは「食料を与えてください」と天に祈り、現れた動物を狩って、食料にしたそうです。そのときに現れた動物は、彼らに自分の命を与える用意があるので、恐怖も苦悩もないといわれています。

しかし、家畜たちは準備がないまま、屠られるのです。

その恐怖感などのネガティブな感情に満ちた肉を食べると、同じ感情に支配されやすくなります。

試しにお肉を減らし、感情の変化を確認してみてはいかがでしょうか。

●レトルト、加工食品、ジャンクフードを食べたいとき

レトルト食品や加工食品を食べる機会が多いと、あなたのエネルギーは低下します。

もともと、食材の持つエネルギーは、手が加わるほど下がるもの。また、多くの加工食品は、「もとはどんな姿だっけ」と連想することもできないくらい、見た目も変わっています。味付けも、もともとの味はほとんど感じられず、化学調味料でつけた人工的なうまみです。

あるがままの姿では食べられず、切り張りされ、大いに手を加えられる。この食品が持つメッセージは、「そのままの自分では受け入れてもらえない」というエネルギーだからです。実際、加工食品が大好き、そればかり食べているという人には、そんな気持ちが隠されているように思えてなりません。

仮面をかぶり、いい人を演出し、自分を犠牲にしなくては自分には価値がないとどこかで思っているので、素材のままよりも加工品をつい選んでしまう。

心のどこかで罪悪感を持っていませんか？　それは本当に必要な気持ちでしょうか？

ジャンクフードは文字の通り、「ジャンク（ごみ）フード（食べ物）」です。

あなたは、自分をそんな風に扱いたいですか？

不思議なことですが、他人はあなたがあなたを扱うように、あなたに接します。

自分を大切にしている人の周囲には、同じくその人を大切にする人が集まりますし、逆もまたしかりです。他人は鏡とはよく言ったものです。


本当に、食は体へのメッセージです。あなた以外、誰にもケアできません。

食事という機会を使って、自分の全身を大事にしましょう。

太陽と大地のきれいな力強いエネルギーにはぐくまれた果物、野菜、穀物を体に送ってあげてください。その力強いエネルギーは心にも太陽の温かさを届けてくれます。

必要なもの、量は人それぞれに違います。

必要だからその味にひかれるのか？　それとも何かを埋めようとして食べたいのか？　その判断は自分の心に確認しましょう。胸に静かに手を置いて３回深呼吸をしましょう。そしてこう聞きます。

「私はなぜ、こんなに甘み（塩、刺激物…）がほしいの？」

そして、どんな気持ちがするかに注目してください。

食べたら心地いいのか、悪いのか？　心は嘘をつきません。

おわりに

誰もが心の奥に「キラキラした宝石」を持っています。

「個性」という名のその宝石を輝かせるために、人はみな人生を歩んで行くのかもしれません。

歌をうたう、仕事をする、ダンスをする。

すべてがあなたの個性の表れで、表現するには体という楽器が必要です。

その楽器をいつでもよい音色を奏でる状態にしておきたい——そのために体が必要とする食を知ってほしい、と私はいつも思っています。


体は悲しいほど愚直です。どんなに悲しくてもつらくても呼吸を止めませんし、食べ物がくれば消化してくれます。悪い状況であっても精一杯、仕事をしてくれる体を、私たちはどれだけ意識しているでしょう?


先にもお話ししましたが、私も今でこそ「体はありがたいな、大切だな」と思いますが、かつてはまったく気にしていませんでした。

特に気持ちが落ち込んでいる時期に食べていたものはジャンクフードやスイーツが多く、心の隙間を、意味のない食べ物で埋めようとしていたのだと思います。

体の要求を感じる余裕などありませんでした。

それらは私を一時的には慰めてくれましたが、根本的な解決にはなりませんでした。

「隙間とは何なのか？」「何が不安なのか？」と自分と対話すること、そしてどんなに情けなくても、自分を大切にすることが必要だったのです。


「私」を大切にするにはさまざまな方法がありますが、そのひとつが「食」だと考えます。

体が必要とする品物を送ってあげて、楽に働かせてあげること。

すると体は、ほしいプレゼントをもらった子どものように喜んでキレイや元気、そして素晴らしいパフォーマンスができる状態を作ってくれます。

食をきっかけにしてご自分と向き合い、輝けるお手伝いができれば幸いです。

この本を出版するにあたってご尽力くださったアスペクトの武居瞳子さん、抜群の手腕でコーディネイトしてくださった沼尻昌子さん、リード上手なスタイリストの熊谷有真さん、やわらかに撮ってくださった宗田育子さん、食材の持つ温かなエネルギーを見事に表現してくださった装丁の酒井直子さん、調理のアシストしてくれる酒井美保子さん。そして出版を喜んでくれた家族や生徒さんに心からの感謝を。

最後にこの本を手にしてくださったあなたに心からの愛を送ります。

あなたがあなた自身の一番のサポーターでありますように。

平成20年6月吉日　笹生暁美

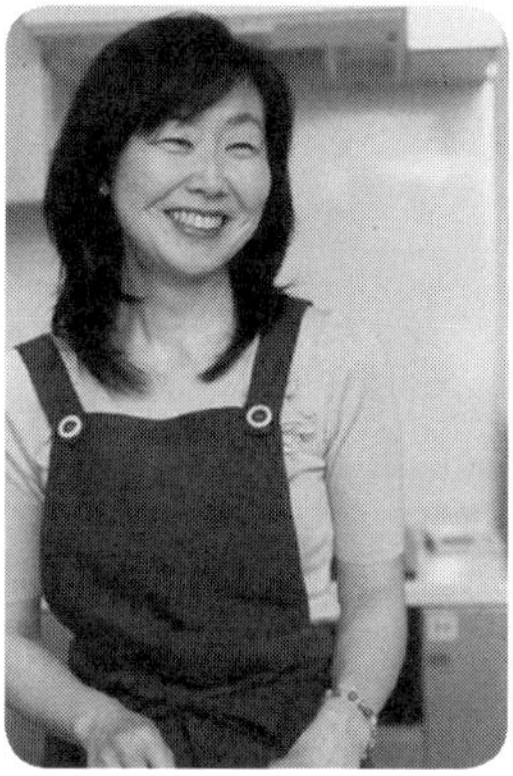

著者プロフィール

笹生暁美《さそうあけみ》

フード＆ボディ デザイニスト

大手化学会社退社後、コルドンブルー（ロンドン校）にてスイーツを学ぶ。帰国後、マクロビオティックを教えるリマクッキングスクール師範科を卒業。ローフードを本格的に学ぶ人のみが入学する、「リビング・ライト・カリナリー・アート・インスティテュート」（USA）の公認インストラクター。

現在は銀座と袖ヶ浦にて料理教室を主宰。

http://www.food-designist.com

●参考文献

『キラー・フード―あなたの寿命は「酵素」できまる』
エドワード・ハウエル著 川喜田昭雄、瀬野川知子訳（現代書林刊）
『豊かさの栄養学1・2』丸元淑生著（新潮社刊）
『たたかわないダイエット』丸元淑生著（講談社α文庫刊）
『これで最後のダイエット』ハーヴィー・ダイアモンド／マリリン・ダイアモンド著 松田麻美子訳（読売新聞社刊）
『病気にならない生き方』新谷弘美著（サンマーク出版刊）
『Staying Healthy with Nutrition』 Elson M. Haas, M.D.（Celestial Arts）

撮影◎宗田育子
スタイリング◎熊谷有真
調理協力◎酒井美保子

校正◎山根隆子

装丁・本文デザイン◎酒井直子（ブラン製作所）

編集協力◎熊谷由美　沼尻昌子

酵素でやせる
ローフードダイエット！

2008年6月30日　初版第1刷発行
2010年5月24日　　　第2刷発行

著者◯笹生《さそう》暁美《あけみ》

発行人◯高比良公成
発行所◯株式会社アスペクト
〒101-0054　東京都千代田区神田錦町3-18-3 錦三ビル3F
電話 03-5281-2551
FAX 03-5281-2552
ホームページ http://www.aspect.co.jp

印刷所◯株式会社暁印刷

ISBN978-4-7572-1513-9　　Printed in JAPAN